KATHARINA MEIER-BATRAKOW

DREI JAHRE **OHNE SCHLAF?!**

So bekommen Eltern und Kinder genügend Schlaf

INHALT

VORWORT

Als wir unser erstes Baby erwarteten, absolvierte ich gerade mein Masterstudium in klinischer (Kinder-)Psychologie und war bestens ausgestattet mit Information zur kindlichen Entwicklung. Ich hatte schon in der Schwangerschaft einen ausgeklügelten Plan: Zeitnah führe ich eine kleine Schlafroutine ein, kuschle das Baby müde und lege es dann noch wach im Schlafsack in das neu angeschaffte Beistellbett, wo es friedlich einschläft, während ich das Köpfchen streichle und die Spieluhr Brahms Wiegenlied summt. Mit rund einem halben Jahr haben wir dann so viel Routine und Übung, dass auch das Durchschlafen in der Nacht gelingt.
Manch einer wird schon an dieser Stelle über meine Naivität schmunzeln, doch ich war überzeugt: **ICH** kriege das hin!
Und dann war es so weit, unsere wundervolle Tochter wurde geboren und brüllte uns förmlich ins Gesicht, dass **SIE** mit meinem Plan so gänzlich nicht einverstanden war. Noch in der ersten Nacht zu Hause wurde das Beistellbett zum Nachttisch umfunktioniert, der Schlafsack gegen ein Pucktuch getauscht und ich saß wach im Bett und hielt sie im Arm, damit sie schlafen konnte. Ich weinte, weil mir dämmerte, dass mein neues Leben vor allem eines sein würde: schlaflos. Und damit hatte ich zwar die richtige Intuition, aber keinen Plan mehr parat.
Alles, was ich wusste, kannte oder las, half uns nicht weiter. Dieses Baby wollte nicht im Bett einschlafen, wachte nach 30 Minuten auf und wechselte am Abend stundenlang zwischen Stillen und Weinen hin und her. Wir übten uns in Akzeptanz und Durchhaltevermögen, wobei von außen immer wieder an unserer elterlichen Intuition gerüttelt wurde. Bei der U5 schaute unser Kinderarzt skeptisch, als ich berichtete, dass sich das Einschlafen weiterhin schwierig gestalte und ich unsere Tochter jeden Abend in den Schlaf tragen würde. Er machte sich Notizen und gab uns zum Abschied ein Buch mit, das ein Schlaftraining beschrieb. Dieses Buch hieß: »Jedes Kind kann schlafen lernen«.

Als Psychologin wusste ich, dass dies nicht unser Weg sein würde, doch die Mutter in mir war verunsichert und suchte weiter nach Antworten und möglichen Lösungen für friedlicheres Einschlafen und längere Schlafphasen in der Nacht.
Wir hakten beim Kinderarzt nach. Heraus kamen wir mit einer Überweisung zur Schreiambulanz. Nach einiger Wartezeit bekamen wir tatsächlich einen Termin und ich erhoffte mir neue Erkenntnisse darüber, wie ich unsere Schlafsituation verbessern könnte und wir alle wieder mehr Ruhe abbekommen würden. Aber es war ernüchternd: Wir kamen aus dem stundenlangen Termin mit einer Anleitung für die Durchführung eines Schlaftrainings heraus.
Scheinbar gibt es tatsächlich nur diese Einbahnstraße, wenn sogar die Expertinnen in der Schreiambulanz ein Schlaftraining nahelegen. Mein Körper und mein Kopf sagten »Nein«, doch die Müdigkeit rief laut »Ja!«. Wir probierten das empfohlene Vorgehen aus und legten unsere damals einjährige Tochter abends ins Gitterbett. Ich gestaltete alles so angenehm und gemütlich wie möglich, und doch kam irgendwann der Zeitpunkt, an dem sie begriff, dass sie nun tatsächlich dort bleiben und schlafen sollte. Ohne Körperkontakt, ohne Stillen, ohne das gewohnte Tragen. In ihren Augen sah ich die pure Verwirrung – »Wie soll das denn gehen? Mama, sag es mir!« Ich streichelte und tröstete. Natürlich half alles nicht: Sie begann bitterlich und untröstlich zu weinen.
Ich brach das Experiment ab, denn mir wurde klar, dass ein vorgefertigtes Schlaftraining unsere Schlafprobleme nicht lösen würde. Ich kannte mein Kind wie niemand anders, ich kannte ihre Bedürfnisse, ihre Wünsche und Vorlieben, ich kannte ihre Entwicklung – die Lösung konnte also nur individuell sein. Und ja, ich fand eine Lösung, die sich heute als bedürfnis- und entwicklungsorientierte Schlafbegleitung beschreiben lässt.
Ich hoffe, dass auch du mit diesem Buch Verständnis, Ideen und Zuversicht gewinnst, euren Familienschlaf individuell nach euren Bedürfnissen zu gestalten.

Deine Katharina

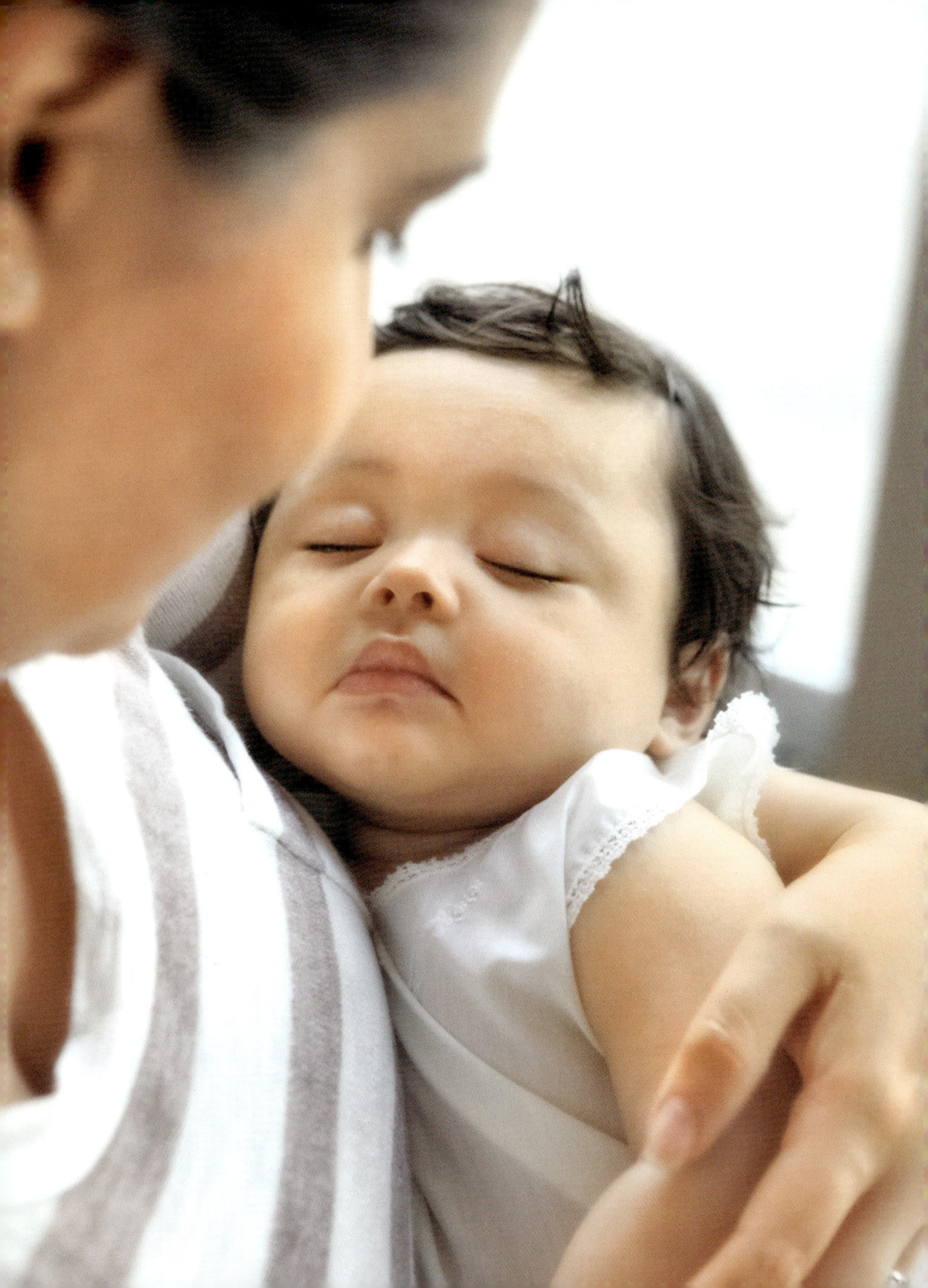

1

Besser schlafen

MEIN ANSATZ

So wie dein Fingerabdruck ist auch dein Schlaf einzigartig. Es gibt nicht die eine richtige Art einzuschlafen, es gibt nicht die eine optimale Schlafdauer und nicht die eine beste Schlafumgebung – es gibt nur die zu dir passende. Und das gilt auch für dein Kind.

JEDES KIND SCHLÄFT ANDERS

Wie dein Kind schläft, ist individuell und wird beeinflusst von verschiedenen übergeordneten Faktoren wie der Biologie deines Kindes, seinem Entwicklungsstand, seinen bisherigen Lernerfahrungen und seiner Gesundheit. Auch tagesaktuelle Einflüsse wie Licht, Bewegung, Ernährung und Stress können sich auf den Schlaf auswirken (siehe Abbildung unten). Ebenso wichtig sind die Bedürfnisse: »Mama, ich hab' noch Hunger!«, »Mama, ich muss noch mal Pipi.« Wer noch offene Bedürfnisse hat, kann nicht gut schlafen, und unsere Kleinsten brauchen bei der Erfüllung ihrer Bedürfnisse (noch) unsere Hilfe.

Das Schlafverhalten – ein multifaktorielles Konzept

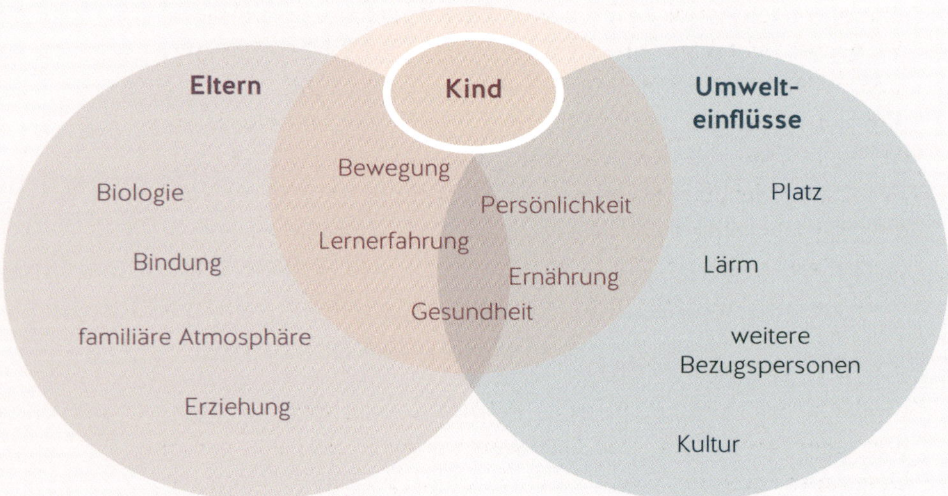

Gerade weil es so viele Einflussfaktoren sind, die sich kurz- oder langfristig auf den Schlaf auswirken, ist es mir wichtig zu zeigen, dass es für einen erholsamen Familienschlaf kein Instant-Rezept zu kaufen gibt. »Alle Zutaten richtig zusammengemischt und alle Schritte befolgt, und dein Kind wird mit Sicherheit durchschlafen.« Das ist zwar ein schönes Werbeversprechen – aber nein, so funktioniert das nicht! Einen Behandlungsplan, mit dessen Hilfe sich alle Schwierigkeiten rund um das Thema Schlaf in drei, vier oder zehn Schritten lösen lassen, gibt es nicht. Wobei ich mich korrigieren muss: Pläne und Methoden gibt es zuhauf. Sie basieren meist auf Verhaltenskonditionierung (siehe ab S. 76), also der Idee, dass guter Schlaf lediglich eine Übungssache ist, und werden auch heute noch in einigen Ländern (meist Industrienationen) als Status quo der erfolgreichen Schlafberatung angesehen. Klassische Schlaftrainings und abgewandelte, »sanfte« Formen finden hierzulande aber immer weniger Anklang bei Eltern, Experten und Expertinnen. Auch ich unterstütze diesen Trend, denn Schlaftrainings sind keine Patentlösung für alle Probleme rund um den Schlaf, vor allem auch weil das Schlafverhalten von mehr Faktoren abhängt als dem Erziehungsverhalten der Eltern und den Gewohnheiten des Kindes. Ich finde es ein wenig anmaßend und gleichzeitig auch typisch für uns Erwachsene, zu meinen, wir könnten mit einem knackigen Trainingsplan jahrtausendelange Evolution austricksen.
Aus meiner Sicht geht es hier nicht darum, verschiedene Erziehungsmethoden, Beratungsschulen oder die Meinung von Experten und Expertinnen zu beurteilen, sondern darum, das viele und gute Wissen, das wir heute haben, für einen entwicklungs- und bedürfnisorientierten Umgang mit dem kindlichen Schlaf zu bündeln und in den familiären Alltag zu übersetzen. Denn das sollte doch unser Ziel sein: Uns und unseren Kindern einen positiven und gesunden Umgang mit einem der wichtigsten Grundbedürfnisse überhaupt zu ermöglichen – dem Schlaf!

Bedürfnisorientierung

Du denkst jetzt vermutlich, dass die Formulierung »einen positiven und gesunden Umgang mit dem Thema Schlafen finden« ganz gut klingt, und fragst dich, was genau du nun tun könntest, um euren

Familienschlaf entwicklungs- und bedürfnisorientiert zu gestalten. Lass uns zunächst eine gemeinsame Sprache schaffen, indem wir uns ansehen, was die Begriffe Bedürfnis- und Entwicklungsorientierung für mich in Bezug auf den Familienschlaf bedeuten und welche Bedürfnisse in puncto Schlaf eine Rolle spielen.

Wenn du schon Kinder hast oder bald eines bekommst, hast du vermutlich bereits bemerkt, dass wirkliche alle Menschen in deinem Umfeld eine eigene Meinung zum Thema Erziehung haben. Die einen setzen auf Regeln und Strenge, andere empfehlen dir, die Kinder einfach machen zu lassen oder dir mal die bedürfnis- oder bindungsorientierte Erziehung anzuschauen. Erziehungsstile gibt es viele und welcher davon gerade »en vogue« ist, verändert sich im Laufe der Generationen immer wieder.

Aktuell erlebt in westlichen Kulturen die »bedürfnisorientierte Erziehung« einen großen Boom. Dieser Stil hat sich unter anderem aus dem amerikanischen Ansatz des **ATTACHMENT PARENTING** entwickelt, bei dem es darum geht, eine positive und starke Bindung zwischen Mutter und Kind zu fördern, indem viel körperliche Nähe, Stillen und gemeinsames Schlafen praktiziert wird.

So dargestellt wirkt der Ansatz zwar durchaus lobens- und erstrebenswert, allerdings nicht mehr ganz zeitgemäß, denn ein Baby kann auch eine sichere und starke Bindung entwickeln, wenn es beim Vater in der Trage schläft, mit der Flasche ernährt wird oder eben nicht im gemeinsamen Bett, sondern in einem Beistellbett in der Nähe der Eltern schläft. Hierzulande wird deshalb eher von der **BEDÜRFNISORIENTIERTEN ERZIEHUNG** gesprochen. Auch hier geht es im Kern darum, die sichere Bindung zwischen Kindern und Bezugspersonen zu fördern und aufrechtzuerhalten, in dem die kindlichen Bedürfnisse gesehen und angemessen beantwortet werden.

Stillen nach Bedarf

Ein bekanntes Beispiel ist sicherlich das Stillen und Füttern nach Bedarf. Wenn das Baby Hunger signalisiert, dann wird es sobald wie möglich gestillt beziehungsweise gefüttert. Dies gilt auch für das In-den-Arm-Nehmen, Näheschenken und für alle anderen Bedürfnisse.

Klingt für dich logisch? Ist es auch. Und doch war es nicht immer so. Noch meiner Mutter wurde empfohlen, mich nur alle vier Stunden anzulegen und mich in der Zwischenzeit weinen zu lassen. Auf den Arm nehmen, wenn das Baby weint? Nein, auch das wurde nicht empfohlen, denn so gewöhnt man das Baby daran, getragen zu werden. Zum Glück hat meine Mutter mich trotzdem gestillt und aus dem Bett genommen. Vier Stunden auf Essen und Nähe zu warten, wenn man Hunger hat und/oder sich allein unwohl fühlt, ist ja auch gemein.
Auf das Thema Schlaf übertragen bedeutet Bedürfnisorientierung, dass du die Bedürfnisse **DEINES** Kindes beim (Ein-)Schlafen kennst, wahrnimmst und wenn möglich erfüllst. Es gibt dabei keine »Vorgaben« zur Vorgehensweise. Babys haben zwar generell ein Bedürfnis nach körperlicher und emotionaler Nähe, aber es unterscheidet sich in seiner Ausprägung. Es gibt Babys, die kannst du nicht einen Zentimeter von dir entfernt ablegen, und andere, die kein Problem damit haben, im eigenen Bett zu schlafen. Auf diese Individualität angemessen zu reagieren, heißt für mich, bedürfnisorientiert zu handeln.

Grundbedürfnisse

Es gibt eine große Anzahl verschiedener Bedürfnisse, die teilweise lebensnotwendig sind. Diese nennen wir Grundbedürfnisse. Die Forschung ist sich heute uneins, welche Grundbedürfnisse genau festgelegt werden sollten. Aber die meisten Theorien sind sich einig, dass es sowohl körperliche als auch psychische Grundbedürfnisse gibt, wobei unumstritten ist, dass gerade in der Kindheit der Bindung ein besonders hoher Stellenwert beizumessen ist (vgl. Abbildung S. 12).
Ist ein Bedürfnis im Mangel, entsteht eine innere Anspannung und du wirst in der Regel den Wunsch verspüren, etwas zu unternehmen, um diese Spannung zu lösen. Wenn du müde bist, legst du dich schlafen und die Anspannung löst sich.
Interessant ist für mich, und das macht das Thema Baby- und Kleinkindschlaf nicht einfacher für uns Eltern, dass vor und während des Schlafens ziemlich viele Bedürfnisse aktiv werden können. Kinder möchten sowohl vor als auch während des Schlafens satt sein, frei von Schmerzen, es warm haben, sich sicher fühlen, emotional und

körperlich verbunden sein und, wenn sie älter werden, auch autonomer sein, mitbestimmen und Kontrolle gewinnen. Und nun folgt das, was wir häufig als herausfordernd erachten: Babys und Kleinkinder brauchen für die Erfüllung all dieser Grundbedürfnisse unsere Präsenz und unsere Hilfe!

Wünsche

Darüber hinaus ist die Unterscheidung zwischen Bedürfnissen und Wünschen hilfreich: Wünsche sind Dinge oder Verhaltensweisen, die man gern möchte, zum Beispiel weil sie gewisse Bedürfnisse befriedigen. Wünsche sind wichtig und sollten beachtet beziehungsweise hinterfragt werden, sind aber nicht »überlebensnotwendig«. Hinter Wünschen stecken oft unerfüllte Bedürfnisse, die es zu verstehen gilt.

Welches Bedürfnis steckt dahinter?

Du stehst in der Dusche und das Kleinkind äußert den Wunsch: »Mama, ich möchte sofort einen Kakao.« Welche Bedürfnisse könnten hinter diesem Wunsch stehen? Spontan fällt mir ein, dass das Kind Durst oder Hunger haben könnte. Vielleicht mag es aber auch einfach nicht länger allein sein und sucht Kontakt beziehungsweise Bindung zu dir. Vielleicht ist ihm auch langweilig und der Zucker bietet eine Form des Lustgewinns. Du verstehst sicherlich, was ich meine … Achtung: Nicht zu verwechseln sind Bedürfnisse mit Gefühlen wie Freude, Liebe, Wut, Trauer, Enttäuschung.

Grundbedürfnisse

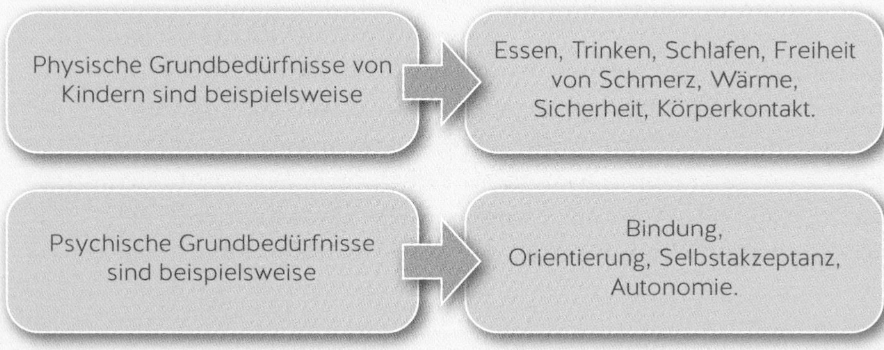

Verletzte Bedürfnisse

Dein Kind ist wütend und haut dich, weil du etwas verboten hast. Sein Bedürfnis ist hier sicherlich nicht, dich zu verletzen, gemein zu sein oder Ärger zu machen. Eines seiner psychischen Bedürfnisse wurde (aus seiner Perspektive) verletzt, zum Beispiel Autonomie erleben. Es entstand eine Anspannung, die sich in Wut äußerte. Nun weiß dein Kind nicht, wohin mit dieser Anspannung, und versucht, sie körperlich abzubauen. Du möchtest natürlich nicht gehauen werden, weil dir deine Bedürfnisse nach körperlicher Unversehrtheit und liebevollem Umgang wichtig sind. Natürlich darfst du dann die Wut deines Kindes ernst nehmen und gleichzeitig das Hauen unterbinden oder dir Abstand zu deinem Kind verschaffen. Später könnt ihr besprechen, welche Möglichkeiten es gibt, mit Wut umzugehen.

PRAXIS-ÜBUNG
Was braucht dein Kind?

Beobachte und notiere erst deine und dann die Bedürfnisse deines Kindes, die rund um den Schlaf aktiv werden. Vergleiche sie miteinander und überlege, wie viele Gemeinsamkeiten und/ oder Unterschiede du findest.

Entwicklungsorientierung

Der Begriff Entwicklungsorientierung ist schnell erklärt. Ich plädiere dafür, die bereits angesprochene Individualität des Kindes auch im Hinblick auf sein Alter und seine Entwicklung zu berücksichtigen. Dies wird meiner Erfahrung nach beim Thema Schlaf schnell vergessen und eine rasche Autonomieentwicklung angestrebt, auch wenn die Reife oder die Lernerfahrungen des Kindes dies noch gar nicht zulassen. Eltern berichten in den Beratungen, dass sie (genau wie ich damals) davon ausgehen, dass ein Baby im Alter von sechs bis zwölf Monaten, spätestens im zweiten Lebensjahr, durchschlafen und allein schlafen würde. Werden diese Erwartungen nicht erfüllt, entsteht enormer Handlungsdruck. Dann wird »am Gras gezogen«, obwohl es bekanntlich dadurch nicht schneller wächst. Ein Großteil der Konflikte entsteht also durch die fehlende Passung zwischen den Erwartungen von uns Erwachsenen einerseits und den Fähigkeiten und Bedürfnissen der Kinder andererseits.

Vielen Kulturen sind beispielsweise Schlafprobleme bei Kindern ziemlich fremd, denn es wird per se davon ausgegangen, dass Kinder in den ersten Lebensjahren bei den Eltern schlafen und deren Hilfe benötigen. Und auch das Durchschlafen wird erst nach mehreren Jahren erwartet, wodurch die Eltern auf nächtliches Erwachen ganz anders reagieren und ihren Alltag danach ausrichten. Zum Vergleich: Hierzulande erwarten viele Eltern, dass die Kinder zum Ende des ersten Lebensjahres durchschlafen – spätestens. Du wirst im nächsten Kapitel lesen, warum gerade das meistens nicht hinhaut.

Ja, aber …

Wenn du dich mit bedürfnisorientierter Erziehung beschäftigst, wirst du früher oder später von innen oder außen beziehungsweise von beiden Seiten mit »Ja, abers« konfrontiert:

- Ja, aber ich kann doch nicht alles tun, was mein Kind verlangt!
- Ja, aber was, wenn ich es zu sehr verhätschle?
- Ja, aber was ist denn mit meinen Bedürfnissen?
- Ja, aber ich habe keine Kraft, alle Bedürfnisse sofort zu befriedigen.

Keine Sorge, diese »Ja, abers« haben wir sicherlich alle durchdacht und durchlebt und tun es immer noch und immer wieder, schließlich sind viele von uns selbst in einem sozialen Umfeld groß geworden, in dem die Angst vor dem Verwöhnen des Kindes omnipräsent war.

Gleich welchen Erziehungsstil du wählst, es wird immer Zweifel, Sorgen oder Ängste geben und niemals werden wir als Eltern alles richtig oder perfekt machen – brauchen wir auch nicht, denn unsere Kinder lieben uns trotzdem oder gerade deswegen. Sie werden uns lieben, wenn wir autoritär erziehen, sie werden uns lieben, wenn wir laissez faire erziehen und sie werden uns lieben, wenn wir bedürfnisorientiert erziehen. Der große Vorteil einer bedürfnis- und entwicklungsorientierten Betrachtung liegt also woanders, und zwar für mich eindeutig in dem gegenseitigen Respekt und der Akzeptanz des jeweiligen Seins und seiner Bedürfnisse. Wenn du deinen Kindern vorlebst, dass Bedürfnisse und Gefühle wichtig sind und beantwortet werden, werden sie später selbst die Fähigkeit entwickeln, ihre Bedürfnisse und Gefühle wahrzunehmen, mitzuteilen und auch empathisch gegenüber ihren Mitmenschen zu sein.

Ein unbefriedigtes Bedürfnis verschwindet ja nicht einfach, nur weil es missachtet oder unterdrückt wird. Das Gegenteil ist der Fall: Es zeigt sich in Spannungen, Gefühlen oder körperlichen Symptomen und in dem Wunsch, dieses Bedürfnis doch noch zu befriedigen.

Bedürfnisorientierung bedeutet auch, meine Bedürfnisse beziehungsweise die aller Familienmitglieder zu sehen.

Susanne Mierau beschreibt bedürfnisorientierte Erziehung in ihrem Blog »geborgen-wachsen« auf eine für mich sehr sympathische und treffende Art: »Bedürfnisorientiert mit Kindern zu leben bedeutet vor allem, die Individualität aller in den Blick zu nehmen und ein ›individual parenting‹ zu gestalten mit den Werten, Bedürfnissen und Vorstellungen, die uns persönlich wichtig sind. Orientiert an den Grundbedürfnissen von Menschen.«[1]

Die »Ja, abers« haben sich für mich übrigens aufgelöst, als ich genau das verstanden habe: Dieser Satz und Ansatz sind essenziell für dieses Buch, denn auch beim Thema Schlaf ist es wichtig, die Familie **GANZHEITLICH** zu betrachten und Lösungen zu finden, die individuell passen. Denn keine Familie gleicht der anderen.

Alle Bedürfnisse zählen

Es kann doch nicht sein, dass die eine Fraktion von Ratgebern und Experten und Expertinnen den Fokus auf die elterlichen Bedürfnisse legt und empfiehlt, am Verhalten der Babys und Kinder zu arbeiten und diese im Zweifel schreien zu lassen, damit sie uns Erwachsene nachts weniger häufig stören, und die andere Fraktion empfiehlt, die Bedürfnisse der Kinder in den Vordergrund zu stellen, diese so lange zu erfüllen wie möglich und dabei die eigenen Bedürfnisse zurückzustellen. Solche dogmatischen und einseitigen Betrachtungen bringen nur Verlierer hervor, modern ist für mich, die Familie als ein System zu betrachten, das nur gesund sein kann, wenn es allen Beteiligten gut geht. Natürlich, nicht immer kann es gelingen, alle Bedürfnisse gleichzeitig und vollumfänglich zu befriedigen. Dann gilt es abzuwägen, wer gerade seine Bedürfnisse am ehesten aufschieben kann.

Viele Eltern sind sicherlich bereit, eine Zeit lang das Bedürfnis nach Schlaf aufzuschieben beziehungsweise nur teilweise zu befriedigen, wenn sie ein Baby bekommen, doch irgendwann spüren sie womöglich eine körperliche oder psychische Grenze. Ihr Bedürfnistank neigt sich dem Ende zu.

Und dann heißt Bedürfnisorientierung für mich, alle Karten auf den Tisch zu legen: Welche Bedürfnisse hat mein Kind? Welche Bedürfnisse habe ich? Welche Ressourcen haben wir noch? Wo können wir Kompromisse schließen? Wo können wir bereits erworbene Fähigkeiten des Kindes nutzen, wo kann es vielleicht schon neue Dinge erlernen? Ja, das ist sicherlich nicht der einfachste und schnellste Weg, doch für mich ein sehr sinnvoller und nachhaltiger – und vor allem gesunder. Und mit diesem Buch möchte ich dich und euch motivieren und unterstützen, diesen Weg zu finden.

Was dich nun erwartet

Mein Herzenswunsch ist, dass du selbst zur Expertin oder zum Experten für den Schlaf deines Kindes wirst und es dadurch so begleiten kannst, wie es zu seiner Entwicklung und euren familiären Bedürfnissen passt. Hierfür empfehle ich dir, zunächst das Kapitel zu den Grundlagen des Baby- und Kleinkindschlafes zu lesen. Hier erfährst du, wie der Schlaf unserer Kinder aufgebaut ist und wie er sich in den ersten Lebensjahren entwickelt. Im Besonderen gehe ich danach darauf ein, dass Babys und Kleinkinder neben ihren Grundbedürfnissen wie Hunger und Durst noch eines ganz besonders brauchen: ihre

Bezugspersonen. Du liest über Bindung, Nähe, Körperkontakt und die unterschiedlichen Möglichkeiten, einen physisch und psychisch sicheren und bedürfnisorientierten Schlafplatz zu gestalten.
Als angehende Verhaltenstherapeutin liegt mir das Thema **LERNEN** besonders am Herzen. Was gibt es rund um den Schlaf zu lernen und was hat es mit den viel besagten Schlafassoziationen auf sich? Sind Gewohnheiten beim Ein- und Weiterschlafen gut oder schlecht und wie können wir diese verändern, wenn sie uns lästig werden?
Nicht vergessen habe ich einen wesentlichen Teil des Baby- und Kleinkindschlafes – die nächtlichen Mahlzeiten. Hier erfährst du mehr über die magische Verbindung von Stillen (Trinken) und Schlafen. Außerdem gehe ich darauf ein, wie lange Kinder nachts Nahrung benötigen und ob du als Elternteil Möglichkeiten hast, das Trinkverhalten in der Nacht zu beeinflussen.
Zum Schluss widme ich mich der Frage, wie sich ein Schlafproblem von einer Schlafstörung unterscheiden lässt, und gebe dir einige Handlungsimpulse für den Umgang mit besonders fordernden Zeiten. Immer wieder findest du in den jeweiligen Kapiteln neben Fachwissen auch Quicktipps, also kleine praktische Hinweise oder Impulse, Beispiele aus meinem Alltag und aus den Schlafberatungen, Praxis-Tools wie das Schlaftagebuch und Antworten auf die meist gestellten Fragen rund um den Baby- und Kleinkindschlaf.

Ich wünsche dir und euch
alles Gute und natürlich –
entspanntes Schlafen!

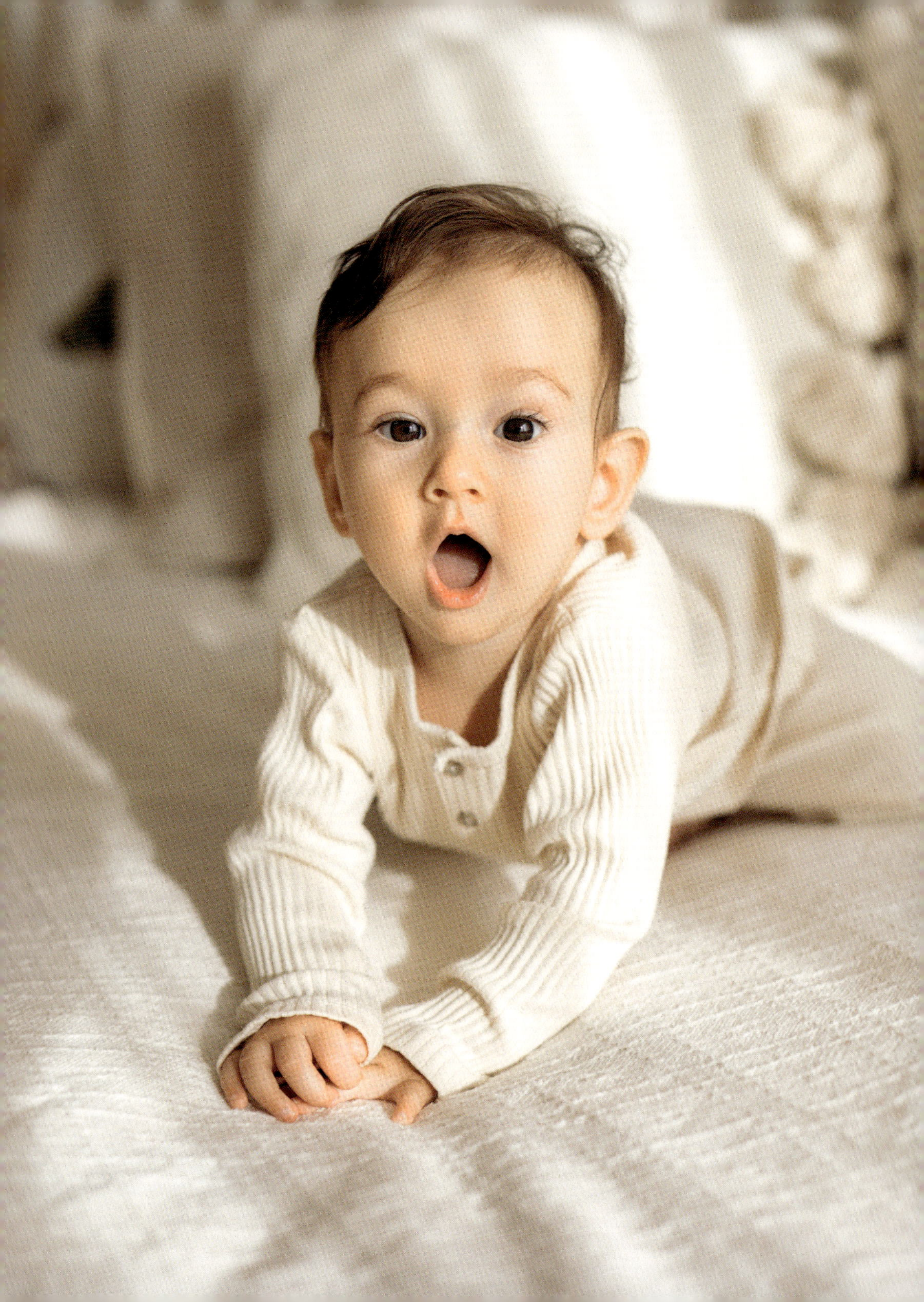

2

Mach dich schlau!

SCHLAF-EINMALEINS

Eigentlich die selbstverständlichste Sache der Welt: Schlafen. Aber wie geht das eigentlich? Hier findest du die wichtigsten Grundlagen zum Baby- und Kleinkindschlaf, die dir helfen, dein Kind besser zu verstehen und liebevoll zu begleiten.

BABY- UND KLEINKINDSCHLAF

Durchschlafen – oder überhaupt mal ein bisschen schlafen ist für viele Eltern das größte Thema nach der Geburt ihres Kindes. Das ist nur verständlich, denn Schlaf ist ein menschliches Grundbedürfnis. Wenn wir zu wenig davon bekommen, hat das sowohl körperlich als auch psychisch gesundheitliche Auswirkungen. Wir merken, dass wir gereizt sind, schneller als gewohnt aus der Haut fahren, weniger konzentriert sind, wegen Kleinigkeiten aneinandergeraten und einfach nicht wir selbst sind. Der bekannte Slogan »Du bist nicht du, wenn du Hunger hast« lässt sich 1:1 auf unser Bedürfnis nach Schlaf übertragen. Infektanfälligkeit, erhöhter Blutdruck, Kopfschmerzen und ein Zusammenhang mit psychischen Erkrankungen wie Depressionen gehören zu den langfristigen Beschwerden, die durch Schlafmangel begünstigt werden. Auf zu wenig Schlaf reagiert der Körper schnell und sensibel und alarmiert uns zurecht, dass er mehr davon benötigt.

*Wie aber soll das gehen, wenn man einfach nicht zur Ruhe kommt?
Wenn das Neugeborene nachts weint,
das Baby stündlich stillen möchte
oder man nach jedem Fläschchen eine Stunde lang
vergeblich versucht, wieder einzuschlafen?*

Wie Babys schlafen

Auf der Suche nach Antworten bin ich darauf gestoßen, wie wichtig es ist, zunächst den Baby- und Kleinkindschlaf zu verstehen und die Entwicklung des kindlichen Schlafs nachzuvollziehen. Ein Grundverständnis für die Physiologie des Schlafs ist meiner Meinung nach das Fundament für:

» Vertrauen in dein Kind und seine Entwicklung
» Handlungskompetenz bei Schwierigkeiten oder Veränderungen der Bedürfnisse
» Stärkung deiner Selbstwirksamkeit als Mama oder Papa
» Friedliches und gewaltfreies Miteinander

Tag-Nacht-Rhythmus

In den ersten Wochen nach der Geburt haben Babys noch keinen Tag-Nacht-Rhythmus. Sie schlafen unregelmäßig rund um die Uhr mit kurzen Wachphasen, so wie sie es bereits in den letzten Wochen der Schwangerschaft getan haben. Die Regulation ihres (und auch unseres) Schlafverhaltens wird von zwei Prozessen beeinflusst: vom zirkadianen Rhythmus und von der Schlafhomöostase. Der zirkadiane Rhythmus ist eine circa 24 Stunden andauernde innere Uhr, die verschiedene Körperfunktionen wie den Schlaf-Wach-Rhythmus, die Verdauung und die Körpertemperatur steuert. Unsere innere Uhr ist angeboren und individuell, sodass ein Tag für deine Uhr womöglich weniger als 24 Stunden und für meine mehr als 24 Stunden dauert.

Schlaftypen: Eulen, Lerchen und Chamäleons

Eule
Für die Eulen hat der Tag mehr als 24 Stunden. Daher würden sie am liebsten abends lange wach bleiben und in den Tag hinein schlafen. Diese Kinder um 18 Uhr ins Bett zu bringen, ist gegen ihe »Natur« und wird in den meisten Fällen nur unter Protest gelingen.

Lerche
Die Lerchen dagegen nehmen den Tag kürzer wahr als er ist (weniger als 24 Stunden). Sie werden abends früher müde und wachen morgens zu einer Zeit auf, zu der wir selbst gern noch schlafen würden. Es sei denn, wir selbst sind auch Lerchen.

Chamäleon
Chamäleons sind selten. Für sie hat der Tag tatsächlich 24 Stunden, wodurch sie jeden Tag zur gleichen Zeit müde werden und morgens zur gleichen Zeit aufwachen. Sie können sich gut an die Gegebenheiten anpassen und auch mal später ins Bett gehen.

Wie lange sollte es dauern, bis mein Kind eingeschlafen ist?

Darauf gibt es tatsächlich keine pauschale Antwort, denn es kommt zunächst darauf an, welche **PERSÖNLICHKEIT** dein Kind hat. Kann es sich schnell und gut entspannen oder dreht es im Bett erst mal noch eine Runde auf? Hat es heute etwas Besonderes erlebt, ist es gesund oder drückt irgendwo ein Zahn?

Auch der **SCHLAFDRUCK** spielt eine Rolle. Wenn wir von einem gesunden Kind sprechen, das einen »normalen« Tag durchlebt hat, würde ich sagen, dass das Einschlafen zwischen zehn und 30 Minuten dauern kann. Es mag Tage geben, an denen es schneller geht, und Tage, an denen es länger dauert. Auch das ist ganz normal.

Wenn das Kind regelmäßig in den Schlaf fällt, wenn es das Bett berührt, oder viel länger als eine halbe Stunde im Bett wühlt ohne einzuschlafen, könntest du tatsächlich die Bettgehzeit überprüfen und gegebenenfalls anpassen. Hier hilft dir sicher das **SCHLAFTAGEBUCH** auf S. 31.

Mit Glück haben dein Kind und du eine ähnliche innere Uhr, ansonsten kann es sein, dass du als Eule unfreiwillig zur Lerche wirst (siehe Kasten S. 21). Ob dein Kind also schon beim Abendessen seinen Kopf in die Schüssel fallen lässt oder Abend für Abend klar machen möchte, dass es noch überhaupt nicht müde ist, ist keine Erziehungssache, sondern schlicht die angeborene innere Programmierung des Körpers. Wir Eltern können insbesondere die Eulen unterstützen, indem wir ihnen täglich den Rahmen für einen gleichen Tag-Nacht-Rhythmus bieten – bestenfalls auch am Wochenende.
Während der zirkadiane Rhythmus schon vor der Geburt seine Arbeit aufgenommen hat und sich nun mit eurem Tag-Nacht-Rhythmus synchronisiert, beginnt die Schlafhomöostase erst mit zwei bis drei Monaten ihre Arbeit zu verrichten. Während des Wachseins häuft sich eine

Schlafschuld an, das heißt Schlafbereitschaft und Schlafdruck nehmen soweit zu, dass wir schließlich einschlafen. Der Schlafdruck wird dann im Verlauf des Schlafes wieder abgebaut. Je länger wir wach sind, desto größer werden Schlafschuld und Schlafbereitschaft und umso tiefer und länger schlafen wir in der Folge. Der Schlafdruck kann über die Schlaflatenz erfasst werden, das ist die Zeitspanne, die jemand zum Einschlafen benötigt. Vielleicht hast du schon mal erlebt, dass du dein Kind hingelegt hast und es dir quasi noch beim Hinlegen im Arm eingeschlafen ist – hier war die Zeit bis zum Einschlafen sehr kurz und der Schlafdruck somit sehr hoch.

Im Laufe der ersten Lebensjahre reifen beide Prozesse schließlich nach und stimmen sich aufeinander ab, sodass aus vielen kleinen Schläfchen eine lange Wachphase am Tag und eine lange Schlafphase in der Nacht werden. Euer Baby ist dann bereits ein Kleinkind geworden.

Aufbau des Schlafes

Auch der Schlaf selbst ist bei Babys bis zu einem Alter von etwa sechs Monaten noch anders aufgebaut als bei uns Erwachsenen. Sie verbringen rund die Hälfte ihres Schlafes in REM-Phasen (Rapid Eye Move-

Schlafstadien: So verläuft die Nacht

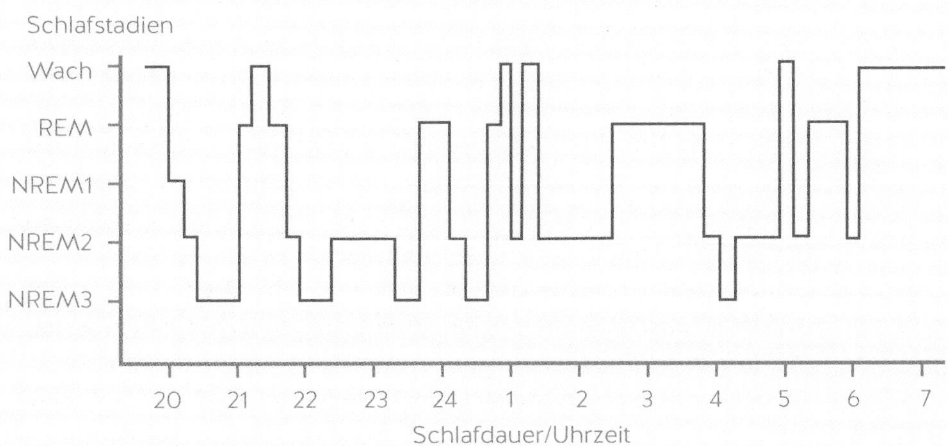

ment, aktiver Schlaf) und haben weniger und kürzere ruhige Schlafphasen (Non-REM-Phasen).
Übergangsphasen zwischen Schlafen und Wachsein sind sicherlich vielen von euch bekannt. Die Babys schauen unfokussiert in die Gegend, plötzlich gehen die Augen wieder zu und dann doch wieder auf. Sowohl der störanfällige REM-Schlaf als auch die Übergangsphasen nehmen im ersten Lebensjahr ab und Tiefschlafphasen nehmen zu unserer Freude zu.
Im Schlafprofil (oder Hypnogramm, wie es in der Fachsprache heißt) von S. 23 lässt sich gut erkennen, dass die verschiedenen Schlafstadien im Wechsel auftreten. Dadurch durchleben wir in jeder Nacht mehrere Schlafzyklen. Ein Zyklus dauert bei Erwachsenen etwa 90 bis 120 Minuten. Dabei wechseln sich REM-Schlaf und Non-REM-Schlaf (Tiefschlaf, Leichtschlaf) ab. Nach einem Zyklus wachen wir kurz auf oder kratzen an der Oberfläche zum Wachsein, schlafen wieder ein und beginnen einen neuen Schlafzyklus.

Dass wir nachts mehrere Male wach waren, wissen wir am Morgen oft nicht mehr.

Bei Babys sind die Schlafzyklen deutlich kürzer als bei uns Erwachsenen. Sie dauern etwa 50 Minuten. Damit durchleben sie mehr Zyklen pro Nacht und wachen demnach auch häufiger auf. Um wieder in den Schlaf zu finden, brauchen die meisten Babys **UND** Kleinkinder häufiger unsere Unterstützung, sowohl tagsüber als auch nachts.
Selbstständig mehrere dieser Zyklen zu verknüpfen, ist ein komplexer Lern- beziehungsweise Reifeprozess, der mehrere Monate andauern kann. Schläft dein Baby oder Kleinkind dann mehrere Zyklen am Stück ohne deine Hilfe einzufordern, spricht man vom berühmt-berüchtigten **DURCHSCHLAFEN**.
Aber Achtung: Es gibt gar keine einheitliche Definition dafür, was unter dem Begriff »Durchschlafen« eigentlich zu verstehen ist. Die Psychologin meint damit fünf oder sechs Stunden am Stück zu schlafen,

die Oma meint zwölf und die Mama auf dem Spielplatz ist stolz, wenn ihr Baby drei Zyklen hintereinander »durchschläft«. Lass dich also von dem Wort »durchschlafen« weder stressen noch aus dem Konzept bringen. Irgendwann wird auch dein Kind »durchschlafen«, es sei denn, es hat Durst, muss mal Pipi, hat unangenehm geträumt, ein Monster gesehen, Schnupfen, Liebeskummer ...

Der individuelle Schlafbedarf

Eine Frage, die in den Beratungen häufig auftaucht, betrifft den Schlafbedarf von Babys und Kleinkindern. Eltern fragen mich, ob ihr Kind wohl zu wenig, zu viel oder zur falschen Zeit schlafe. In den allermeisten Fällen sind die Sorgen um die Schlafmenge unbegründet, denn gesunde Kinder, die tagsüber fit und munter sind, schlafen grundsätzlich ausreichend und sind kompetent darin, sich den Schlaf zu nehmen, den sie brauchen. Wenn du in diesem Punkt Bedenken hast,

---

QUICKTIPP

Babys ablegen

Die Abfolge der Schlafstadien ist bei Säuglingen etwas anders als bei Kleinkindern oder Erwachsenen. Nach dem Einschlafen folgt erst der aktive Schlaf und später dann der Wechsel in den ruhigen und tiefen Schlaf.

Babyschlaf ist deshalb kurz nach dem Einschlafen störanfällig. Das merkst du zum Beispiel, wenn du dein Baby gleich nach dem Einschlafen ablegen möchtest: Es wacht wieder auf und weint. Warte mit dem Ablegen daher besser so lange, bis es ruhig und tief schläft.

Bei Kleinkindern wirst du eher das Gegenteil feststellen: Wenn sie eingeschlafen sind, kannst du eine Minute später schon den Raum verlassen oder dir nebenbei die Haare föhnen, da regt sich niemand mehr.

Mehr Schlafenszeit als Schlafbedarf

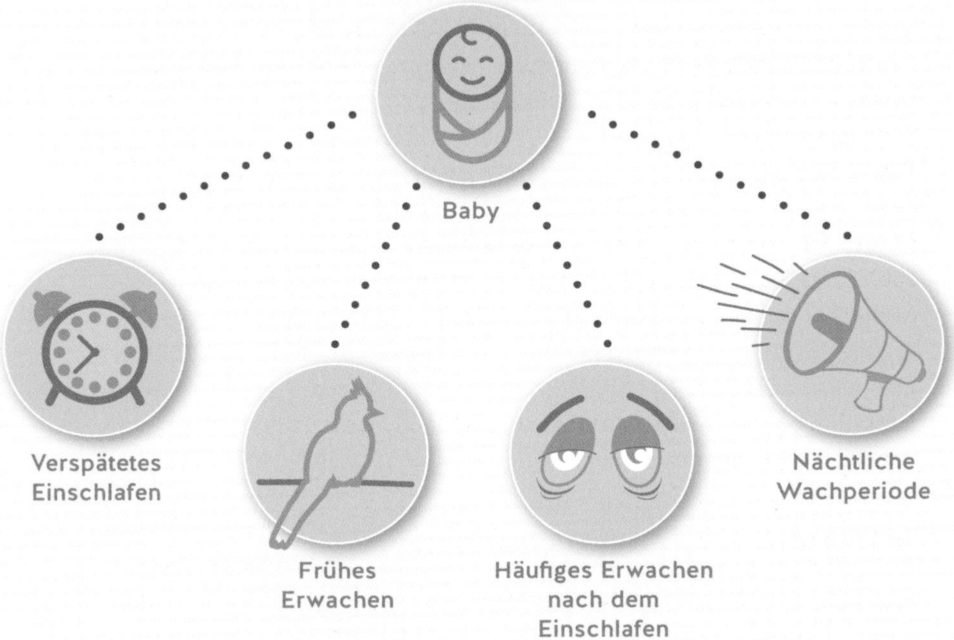

scheu dich nicht, euren Kinderarzt oder eure Kinderärztin zu kontaktieren. Sie können euch bei Bedarf zur weiteren Abklärung an Experten und Expertinnen verweisen.

Der Schlafbedarf ist genauso wie der zirkadiane Rhythmus individuell und hat eine hohe Streubreite. Daher bringt es relativ wenig, sich mit anderen zu vergleichen und zu schauen, wie viel andere Babys oder Kleinkinder schlafen. Für dein Kind ist es wichtig, nach seinem persönlichen Schlafbedarf zu schlafen, so fühlt es sich psychisch und physisch am wohlsten.

Na klar, manchmal passt es uns Eltern so ganz und gar nicht, wenn das Kleinkind nur noch 40 Minuten am Tag schläft oder erst um 21 Uhr ins Bett möchte, weil wir einfach kaputt sind und uns mehr Schlaf für unser Kind (aber eigentlich eher für uns) wünschen. Doch über (oder unter) seinem persönlichen Schlafbedarf zu schlafen, ist weder gesund noch erstrebenswert, weil dadurch Probleme sogar erst entstehen können, wie beispielsweise lange Wachphasen in der Nacht, zu spätes Einschlafen, zu frühes Aufwachen oder Machtkämpfe um das Schlafengehen (siehe Abbildung links).

Wenn du nun hellhörig wirst, kann dir womöglich das Erstellen eines Schlaftagebuchs (siehe S. 31) helfen, den individuellen Bedarf deines Kindes zu ermitteln – und warum nicht auch gleich den eigenen? Schließlich hast auch du ein Bedürfnis nach Schlaf, das langfristig gedeckt werden möchte.

Der durchschnittliche Schlafbedarf

Lange habe ich überlegt, ob ich dir in diesem Buch eine Übersicht oder Tabelle zur Verfügung stelle, die den durchschnittlichen Schlafbedarf am Tag und in der Nacht für die verschiedenen Altersgruppen aufzeigt, quasi eine Art Normtabelle. Letztlich gebe ich nun klein bei. Auf S. 32 und 33 kannst du dich über nackte Zahlen informieren. Aber bedenke: Es gibt Neugeborene, die 20 Stunden am Tag schlafen, und solche, die mit 14 Stunden auskommen. Genauso kenne ich Kinder, die mit 18 Monaten nur 30 Minuten am Tag schlafen, und jene, die drei Stunden lang selig schlummern.

Ich wünsche mir, dass du dich nicht an Tabellen,
sondern an deinem Kind orientierst,
denn Schlaf nach Plan erzeugt nur Druck.
Und sowohl Druck als auch Stress sind Schlafkiller.

Wenn du also keine Schlafprobleme hast, sondern nur mal den Bedarf deines Kindes ermitteln möchtest, kannst du hierfür ebenso das Schlaftagebuch (siehe S. 31) nutzen und erhältst einen Wert, der viel genauer ist, als eine Tabelle dies sagen könnte.

PRAXIS-TOOL: Schlaftagebuch

Das Schlaftagebuch oder auch Schlafprotokoll ist ein sehr hilfreiches Werkzeug, um den Tagesablauf in einer Familie zu veranschaulichen. Der Fokus liegt dabei auf der Dokumentation von Schlaf- und Wachzeiten. Aber auch Mahlzeiten, besondere Aktivitäten oder Vorkommnisse (wie eine Erkrankung oder die Geburtstagsparty der Oma) können festgehalten werden. Familien, bei denen neben der Schlafthematik auch das Weinen ihres Babys im Vordergrund steht, erfassen auch dieses. Das Schlaftagebuch kann Hinweise dafür liefern, ob das Weinen mit dem Schlaf im Zusammenhang steht. Und es ist eine gute Ausgangsbasis, um zu entscheiden, wo eine Veränderung am besten ansetzt.

Besonders eignet sich für ein Schlaftagebuch eine Tabelle, da du die verschiedenen Tage auf einen Blick miteinander vergleichen kannst. Natürlich darfst du auch selbst eine Tabelle ganz nach deinem Geschmack gestalten oder mittlerweile auch (kostenlose) Apps nutzen. Ich persönlich arbeite am effektivsten mit der Tabelle, die ich dir auf S. 31 als Kopiervorlage zur Verfügung stelle.

Praktischerweise habe ich gerade eine acht Monate alte Tochter neben mir liegen, die mich nachts freundlich einige Male weckt, weil sie gestillt werden möchte. Wie passend, denke ich mir und erstelle ein Schlaftagebuch mit ihrem Schlafverhalten, anhand dessen ich die Auswertung erkläre.

Tagebuch erstellen – how to

- Trage die Schläfchen deines Kindes in die Tabelle ein. Wenn du ein Thema mit dem Einschlafen hast, ist es wichtig zu markieren, wann das Kind im Bett liegt **UND** wann es tatsächlich eingeschlafen ist. Aus Erfahrung weiß ich, dass hier durchaus mal eine Stunde vergehen kann. Halte dies unbedingt fest.
- Wenn dein Baby am Tag häufiger quengelt, weint oder wenn es in Zusammenhang mit dem Ein- oder Weiterschlafen weint, dann

wäre dies meines Erachtens auch eine wichtige Info, die du in dein Schlaftagebuch eintragen solltest.

- Wann und wie oft dein Kind isst und trinkt, ist dann relevant, wenn dein Kind viel weint oder wenn du das nächtliche Trinkverhalten näher betrachten möchtest. Legst du das Tagebuch an, um lediglich den Schlafbedarf zu ermitteln, kannst du diese Info auch weglassen.
- Zeiten, in denen das Kind wach im Bett liegt, um einzuschlafen, oder nächtliche Wachphasen sind **KEINE** Schlafzeiten. Wacht dein Kind dagegen mal kurz auf, trinkt oder geht auf die Toilette und ist nach zehn Minuten wieder eingeschlafen, darfst du dies ruhig als Schlafzeit werten.
- Das Tagebuch ist dann aussagekräftig, wenn es mehrere Tage hintereinander geführt wird. Ich schlage mindestens sieben bis zehn aufeinanderfolgende Tage vor. Ein längerer Zeitraum ist natürlich auch in Ordnung. Tage, an denen das Kind krank ist, zahnt oder gerade in die Krippe eingewöhnt wird, würde ich für das Tagebuch nicht unbedingt berücksichtigen. Es sei denn, dein Kind schläft in dieser Zeit genauso viel oder wenig wie sonst. Du kannst besondere Ereignisse zum Beispiel neben der Tabelle notieren, um sie nicht zu vergessen.
- Manche Eltern scheuen sich, das Tagebuch zu führen, weil sie glauben, nachts Tabellen auszufüllen, sei zu viel Aufwand. Hey, ich verstehe dich zu gut, musst du auch gar nicht. Vielleicht reicht es auch, kurz mal auf die Uhr zu schauen, wenn das Kind trinkt, und dir in etwa zu merken, wie oft das vorgekommen ist. Dann kannst du es am nächsten Morgen in Ruhe nachtragen. Wenn es längere Wachphasen gibt, bist du ja ohnehin wach und kannst dir eine kurze Notiz machen oder dir die Wachzeit merken. Falls du dich lediglich für den Schlafbedarf interessierst und dein Baby zum Beispiel nachts dreimal zügig trinkt und ansonsten rasch weiterschläft, würde ich mir da keine Mühe machen und einfach notieren: eingeschlafen um 20 Uhr und aufgewacht um sechs Uhr. Entspricht einer Schlafdauer von zehn Stunden. Mach es dir nicht komplizierter als nötig.

Tagebuch auswerten – how to

- Den Schlafbedarf deines Kindes ermittelst du wie folgt: Summiere für jeden Tag den Gesamtschlaf in 24 Stunden (Tag- und Nachtschlaf) und teile diese Summe durch die Anzahl der erfassten Tage – du bildest also einen Durchschnittswert. In unserem Fall schläft meine Tochter in einer Woche insgesamt 92 Stunden – pro Tag also durchschnittlich 13 Stunden. Ich sehe im Schlaftagebuch, dass davon drei Stunden auf den Tag und zehn Stunden auf die Nacht entfallen.
- Mein Tagebuch zeigt mir auch, dass wir nachts keine längeren Wachphasen haben, woraus ich schließen kann, dass sie nicht über ihrem Bedarf schläft und nachts wirklich müde genug ist, um die Nacht über »durchzuschlafen«. Tatsächlich erwacht sie aktuell null- bis dreimal, um zu stillen. Vor einem Monat war es noch deutlich häufiger.
- Tagsüber ist sie fit, aktiv und meistens gut gelaunt.
- Weinen kommt bei uns natürlich auch vor. Oft dann, wenn ich beschäftigt bin und etwas zu langsam ihr nächstes Schläfchen einleite. Das erkenne ich daran, dass das Weinen meistens nach zweieinhalb bis drei Stunden beginnt. Eine Wachzeit von zweieinhalb bis maximal dreieinhalb Stunden ist für Babys in diesem Alter in der Regel genug. Das bestätigt mir auch mein Schlaftagebuch. Meine Tochter ist zwei bis drei Stunden zwischen ihren Schläfchen wach. Morgens eher kürzer (zwei Stunden) und vor dem Nachtschlaf eher länger (drei Stunden).
- Lass dich nicht verunsichern, wenn dein Kind morgens schneller müde wird als am Abend. Das ist völlig normal – die Wachzeiten nehmen über den Tag verteilt zu und sehr häufig findest du die längste Wachphase unmittelbar vor dem Nachtschlaf. Das passt so und sorgt für rasches Einschlafen am Abend und besseres »Durchschlafen«.
- Wenn dein Kind Schwierigkeiten mit dem Einschlafen hat, dann schau dir eure Wachzeiten an. Sind diese zu kurz oder gar zu lang? Ich bin mir sicher, du wirst ein Muster erkennen und kannst euren Bedarf dann selbstständig anpassen.

Schlaftagebuch

Name des Kindes: Datum:

	6	7	8	9	10	11	12	13	14	15	16	17	18	19	20	21	22	23	24	1	2	3	4	5
Ruhig mit sich beschäftigt																								
Gemeinsames Spiel																								
Essen																								
Schlafen																								
Quengeln oder Unruhe																								
Schreien																								

Zusätzlich können folgende Punkte notiert werden:

Wo schläft das Kind?

Beruhigungshilfen (Stillen, Tragen ...)

Uhrzeit des Einschlafens: ______________________

Dauer des Einschlafens: ______________________

Anzahl des nächtlichen Aufwachens: ______________________

Uhrzeit des morgendlichen Ausgeschlafenseins: ______________________

Wie geht es dir heute? erholt 1 2 3 4 5 6 7 8 9 10 erschöpft

Wie viel Schlaf brauchen Kinder?

Gesamtschlaf des Kindes

1 Monat	10–18 Stunden
3 Monate	11–17 Stunden
6 Monate	11–16 Stunden
1 Jahr	12–15,5 Stunden
2 Jahre	11–14,5 Stunden
3 Jahre	11–14,5 Stunden

Nachtschlaf des Kindes

1 Monat	6–12 Stunden
3 Monate	8–12 Stunden
6 Monate	9–12,5 Stunden
1 Jahr	10–13 Stunden
2 Jahre	10–12,5 Stunden
3 Jahre	10–12 Stunden

Für alle, die es nicht lassen können, nackte Zahlen zu googeln: Hier kannst du nachschauen, wie viele Stunden Kinder bis drei Jahre täglich und in der Nacht schlafen. Wie du siehst, ist die Bandbreite enorm: Es gibt Kinder, die nur zehn Stunden schlafen, und solche, die 16 Stunden selig schlummern. Der Schlaf anderer Kinder kann daher höchstens eine Orientierung geben und hat wenig Aussagekraft, was den individuellen Bedarf deines eigenen Kindes betrifft.

Durchschnittliche Wachzeiten

Damit du dich ein wenig orientieren kannst, stelle ich dir hier zusätzlich die durchschnittlichen Wachzeiten meiner eigenen Kinder sowie der Kinder meiner Klienten zu Verfügung. Bitte beachte aber dringend, dass jedes Kind ganz einzigartig ist und dementsprechend auch seinen ganz eigenen individuellen Schlafbedarf hat, der von vielen Faktoren abhängig ist. Durchschnitt bedeutet, es gibt viele Kinder, die kürzer wach sind, und viele, die viel länger wach sind. Ich wette, du kannst diesen Satz nicht mehr hören. Sieh es als Ansporn, die individuellen Wachzeiten deines Kindes mit Hilfe des Tagebuches zu ermitteln!

Die Zeiten können dir eine Orientierung geben, wenn du noch Schwierigkeiten mit dem Tag-Nacht-Rhythmus hast und regelmäßige Schläfchen etablieren möchtest und/oder wenn dein Kind keine eindeutigen Müdigkeitsanzeichen zeigt und/oder es dir noch schwerfällt, diese zu deuten.

Orientiere dich dann an diesen Zeiten und beobachte dein zwei Monate altes Baby beispielsweise nach Ablauf von 45 Minuten etwas genauer.

Alter	Wachzeiten	Tagschlaf
0-1 Monat	30-60 Minuten	viele Tagschläfchen
2-3 Monate	45-90 Minuten	4-5 Tagschläfchen
3-6 Monate	60-150 Minuten	3-4 Tagschläfchen
6-9 Monate	90-180 Minuten	3 Tagschläfchen
9-12 Monate	hochindividuell	2-3 Tagschläfchen
12-24 Monate	hochindividuell	0-2 Tagschläfchen
24-36 Monate	hochindividuell	0-1 Tagschläfchen

Fassen wir zusammen

- » Stell dich darauf ein, dass dein Neugeborenes Tag und Nacht noch nicht unterscheiden kann und dementsprechend auch nachts Wachphasen haben könnte. Wenn du deinen Schlafbedarf nachts nichts decken kannst, steige gern auf Powernaps am Tag um. Ausgeruht hast du mehr körperliche und emotionale Ressourcen, den schwierigen Alltag mit einem Baby zu meistern und es feinfühlig zu versorgen. Dies gilt auch über das Wochenbett hinaus. Ich versichere dir, dass die Staubmäuse in den Ecken deines Wohnzimmers ignoriert werden dürfen.
- » Die innere Uhr deines Neugeborenen kannst du unterstützen, indem du tagsüber andere Umgebungsbedingungen schaffst als nachts. In der Regel passiert das ohnehin ganz automatisch. Tagsüber ist es hell, es wird mehr und lauter gesprochen und du bewegst dich in anderen Räumen. Nachts wird es kuscheliger, dunkler, langsamer und leiser.
- » Dein Baby unter drei Monaten wach zu halten und zu bespaßen, damit es schneller einschläft oder fester und länger schläft, geht in der Regel nach hinten los, denn Babys in diesem Alter können keine Schlafschuld ansammeln. Ich empfehle hier einen regelmäßigen Wechsel aus Schlafen und Wachsein, insbesondere wenn dein Baby sehr reizoffen ist und Schwierigkeiten hat, in den Schlaf zu finden (zur Orientierung siehe S. 87).
- » Auch ist es nicht nötig bereits im Wochenbett nach festen Schlaf- und Wachtabellen zu arbeiten, denn a) ist jedes Baby individuell und b) brauchen die Babys einfach etwas Zeit, damit ihr Tag-Nacht-Rhythmus reifen kann. Wovon sie hingegen profitieren, sind Eltern, die sich Zeit zum Beobachten und Kennenlernen nehmen.
- » Wenn Babys beim Schlafen die Augen öffnen, sich viel bewegen oder gar kurz weinen, sind sie nicht automatisch wach. Vielleicht sind sie gerade im REM-Schlaf oder in einer Übergangsphase.
- » Wenn du dich für den Schlafbedarf deines Kindes interessierst oder dein Kind Schwierigkeiten beim Ein- und Weiterschlafen hat, lohnt es sich, ein Schlaftagebuch (siehe S. 31) zu führen und auszuwerten. Bei Bedarf kannst du es dem Kinderarzt, der Kinderärztin vorlegen.

»WANN SCHLÄFT ES ENDLICH DURCH?«

Hierzulande werden bereits vor der Geburt eines Kindes hohe Erwartungen an sein Schlafverhalten gestellt. Das Baby soll nach einigen Monaten auf dieser Welt schon lernen, sich selbstständig zu beruhigen, allein einzuschlafen und sich nachts möglichst selten zu melden. Bestenfalls schläft es dann gegen Ende des ersten Lebensjahres in seinem eigenen Bett, in seinem eigenen Zimmer und vor allem durch. Morgens kommen die Eltern dann in das Kinderzimmer und treffen auf ein ausgeruhtes und freudestrahlendes Baby – so eine bis heute verbreitete Vorstellung.
Diese Vorstellung trifft dann nicht selten auf eine ganz andere Realität: Das Baby wacht im zweiten Lebenshalbjahr und darüber hinaus weiterhin regelmäßig oder gar stündlich auf und neben Müdigkeit machen sich Sorgen, Ängste und Verzweiflung breit, denn schließlich ist Durchschlafen das Zeichen einer gelungenen Erziehung, oder? Mein früheres Ich hätte an dieser Stelle laut »Ja!« gerufen.

Durchschlafen als Langzeitprojekt

Die Entwicklung des Durchschlafens ist hoch individuell. Selbstverständlich gibt es Babys, die bereits mit wenigen Monaten durchschlafen. In der Regel dauert es aber weder sechs Monate noch ein Jahr, sondern mehrere **JAHRE,** bis ein Kind zuverlässig die ganze Nacht durchschläft. Um genauer zu werden: Erst im Vorschulalter schlafen die meisten Kinder durch und wecken uns Eltern nur noch selten auf. Umgekehrt heißt das, dass es immer noch Kinder gibt, die mit drei, vier oder fünf Jahren regelmäßig nachts die elterliche Nähe oder Hilfe benötigen. Das ist nicht so erschreckend, wie es klingt! Stell dir vor, dein Kind hat mal einen Albtraum, muss auf die Toilette, hat Durst oder ist krank. Das kann auch uns Erwachsenen passieren. Selbst bis zum Schuleintritt mit sechs oder sieben Jahren kann es vorkommen,

dass die Nacht mal unruhig wird und das Kind dich weckt oder (wenn es in seinem Zimmer schläft) angetapst kommt – so lange, bis es eben seine Bedürfnisse eigenständig befriedigen kann.
Unsere Schlafprobleme müssen für viele Teile der Weltbevölkerung ziemlich befremdlich sein, weil es vielerorts selbstverständlich ist, dass Kinder viele Jahre nicht durchschlafen und/oder allein schlafen. Diese Familien haben also in den ersten Lebensjahren kaum Stress mit dem Schlaf ihrer Kinder, denn sie empfinden das Zwischenerwachen in der Nacht sowie das gemeinschaftliche Schlafen als völlig normal. Zudem ist auch das Leben familienfreundlicher organisiert, sodass schlaflose Nächte durch »das Dorf« besser aufgefangen werden können. Andersherum gibt es auch Eltern, insbesondere in Industrienationen, für die vollkommen klar ist, dass Babys mit drei oder spätestens sechs Monaten nachts nicht mehr gefüttert und umsorgt werden und so lernen, durchzuschlafen – auch sie wundern sich, warum wir uns so lange durch die Nächte quälen. Schlaftraining ist gerade in Amerika, Australien und Großbritannien gesellschaftlich akzeptiert beziehungsweise modern.

So lief es bei uns

Als ich meine erste Tochter bekam, schrieb mir eine Bekannte aus Großbritannien, dass die Babys dort ziemlich schnell auf ein »feed and sleep schedule« umgestellt werden, das heißt Mahl- und Schlafzeiten nach Plan. Die Nächte werden zudem im Alter von drei bis sechs Monaten nach der »cry it out method« organisiert, das heißt, wie der Name sagt, schlichtweg schreien lassen. Wenn die Familie es sich leisten kann, übernimmt das Schlaftraining eine Kinderpflegerin oder Nanny. Fast schon schockiert war sie, als ich ihr berichtete, dass meine achtmonatige Tochter aktuell alle zwei Stunden gestillt wird. Sie riet mir, ebenfalls die »cry it out method« zu nutzen. Und sie war bekanntlich nicht die Erste. Ein nicht durschlafendes Kind scheint tatsächliche viele Menschen dermaßen zu stören, dass sie ihre Ratschläge und Überzeugungen dazu ungefragt mitteilen. Ratschläge sind auch Schläge, sagte mir eine Mentorin in meinem Studium. Und so fühlte es sich auch jedes Mal an. Als hätte ich etwas falsch gemacht und müsste nun dringend handeln. Wenn du auch gerade an diesem Punkt stehst,

dann freut es mich, dass du nun dieses Buch gefunden hast und ich dir sagen darf: Es ist okay – und wenn es für **DICH** *nicht mehr okay ist, dann gibt es andere Möglichkeiten als ein Schlaftraining. Die Kapitel 3 bis 6 können dich dabei unterstützen.*
Einige Jahre später bekam ich auf einem Urlaubsausflug in München ein Gespräch mit. Eine Mutter erzählte einer zweiten, sie habe mit einem Experten aus Großbritannien telefoniert und er habe ihr ein Schlaftraining für ihren acht Monate alten Sohn empfohlen. Dies beinhalte, den Sohn in seinem Zimmer im Gitterbett schlafen zu lassen und für einige Tage nicht mehr auf sein Rufen zu reagieren, damit er lerne durchzuschlafen. Ich erspare dir die Ausführungen zu den ersten Nächten mit diesem Schlaftraining und der Reaktion des Sohnes und kürze ab auf das Ende des Gespräches: »... nun schläft er durch, aber mein Mann und ich trauen uns morgens nicht mehr auf Toilette zu gehen, denn sonst wacht er auf und bekommt Hoffnung, dass wir ihn holen kommen.«

Durchschlafen wird von Entwicklungsschritten beeinflusst

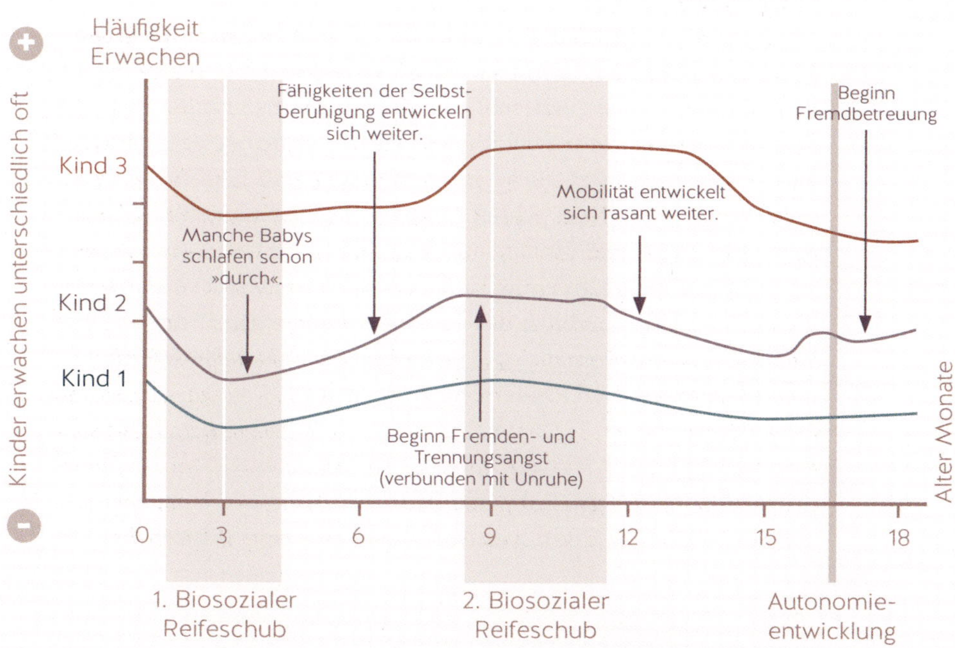

Neben der Tatsache, dass mir das Herz bricht, wenn ich solche oder ähnliche Geschichten höre und lese, stellte ich an diesem Tag fest, welche emotionalen und körperlichen Opfer viele Eltern zu bringen bereit sind, um besser schlafen zu können, und wie hartnäckig sich der Glaube hält, wir könnten den kindlichen Schlaf mit einer guten Methode austricksen und ihn »zähmen«. Denn von nichts anderem gehen Schlaftrainings ja aus, wenn sie versprechen, jedes Kind innerhalb einer kurzen Zeitspanne zu strammen Durchschläfern zu trainieren. Dabei übersehen sie meiner Meinung nach jedoch einige entscheidende Faktoren: Die natürliche Schlafentwicklung ist so viel mehr als eine Übungs- oder Erziehungssache und deshalb »[...] partout nicht an die Leine unseres Willens zu kriegen.«[2]

Wann und wie lange Babys und Kleinkinder mehrere Stunden am Stück schlafen, ist zum Glück keine reine Erziehungsfrage, sondern abhängig von vielen miteinander interagierenden Faktoren. Du erinnerst dich vielleicht noch an die Abbildung auf S. 8. Das Lernen und das Verhalten der Eltern sind dabei wie einzelne Puzzleteile. Du kannst sie für ein vollständiges Bild nicht weglassen, und gleichzeitig reichen sie allein auch nicht aus, um das Puzzlebild zu vervollständigen. Dazu brauchst du alle Teile.

Wie hoch die Unterschiede beim Durchschlafen sind, zeigt sich in verschiedenen Studienergebnissen[3]: Laut MONDEY-Studie, die 677 Kinder miteinander verglich, schliefen 80 Prozent der Kinder zwischen fünf und 18 Monaten sechs Stunden am Stück durch, das heißt aber auch, dass ein Fünftel aller Kinder mit eineinhalb Jahren noch keine sechs Stunden am Stück schlief. Weitere Untersuchungen zeigen, dass selbst mit 24 oder 36 Monaten noch 20 bis 40 Prozent der untersuchten Kinder mindestens einmal aufwachen[4]. Ich gebe dir im Folgenden einen Zeitraffer-Überblick des Schlafverhaltens, damit du eine Vorstellung davon bekommst, wie unterschiedlich und gleichzeitig ähnlich diese bei unseren Kindern verlaufen kann.

Durchschlafen im Zeitraffer

Die Nächte mit einem Baby oder Kleinkind sind wie eine Berg- und Talfahrt – für uns Eltern manchmal eher wie eine Achterbahnfahrt.

Denn eines ist der Schlaf in den ersten Jahren ganz und gar nicht: konstant. Gerade noch hast du das Gefühl, dass es bergauf geht und du drei, vier Stunden am Stück schlafen darfst, schon drückt ein Zahn oder das Kind lernt robben und schlängelt sich nachts fröhlich durch das Bett. In den sozialen Medien wird dann häufig von Regressionen, also Rückschritten, gesprochen, wenn das Schlafverhalten der Kinder fordernder wird und Babys nachts wieder häufiger erwachen. Tatsächlich machen Kinder in ihrer Entwicklung allerdings keine Rückschritte. Die Entwicklung schreitet im Gegenteil rasant voran und das sorgt mitunter für vermehrte Unruhe und Umbrüche (vgl. Abbildung S. 37).

Am Anfang ist alles anders

In den **ERSTEN ZWEI MONATEN** mit einem Baby sind Tag und Nacht kaum zu unterscheiden. Schlaf- und Wachphasen wechseln sich unregelmäßig ab und die Babys trinken recht häufig, gleich ob es Tag oder Nacht ist. Bereits ab der Geburt gibt es dennoch diese merklichen Unterschiede. Manche Babys schlafen viel und ruhig, sogar problemlos ohne Körperkontakt mit ihren Bezugspersonen. Andere wiederum tun sich mit dem Start in die neue Welt schwerer und brauchen

Ab der vierten Woche kann es zu Unruhe und Schreistunden kommen, wenn es deinem Baby schwerfällt, zwischen schlafen und wach sein zu wechseln.

viel Nähe, Wärme und Begrenzung. Dementsprechend gibt es bereits hier hohe individuelle Unterschiede, wie häufig die Babys nachts aufwachen und elterliche Hilfe benötigen. Falls ihr euch gerade in dieser Situation befindet, sind die Tipps ab S. 87 besonders wichtig.

Nach zwölf Wochen kehrt etwas Ruhe ein

Im **DRITTEN UND VIERTEN MONAT** sind die meisten Babys in unserer Welt angekommen. Der Tag-Nacht-Rhythmus pendelt sich langsam ein. Manche Babys schlafen zeitweise sogar schon durch (das heißt, sie schlafen fünf bis sechs Stunden am Stück). Vorzugsweise passiert dies in der ersten Nachthälfte, in die mehr Tiefschlaf fällt. So wie ich damals hoffen viele Eltern, dass sie »alles richtig« gemacht haben und das Thema Schlafen nun abgehakt sei. Ich möchte nicht für alle Familien vorweggreifen, doch für die meisten gilt: Genieße diese Zeit und erhole dich, wenn es möglich ist – du wirst wahrscheinlich noch andere Zeiten erleben. Andere Babys verbleiben in ihrem gewohnten Rhythmus und wachen auch nachts weiterhin alle zwei bis drei Stunden auf.

Rückschritt oder Reifungsschub?

Im Alter von **VIER BIS ACHT MONATEN** lassen sich verschiedene Entwicklungen beobachten. Am häufigsten erlebe ich zwei Phänomene. Ein Teil der Babys erreicht im Bereich der Selbstregulation eine erhebliche Reife, sodass sich auch das Schlafverhalten stabilisiert. Diese Babys wachen nachts selten auf, fordern wenig Unterstützung durch die Eltern ein oder regulieren sich gar selbst durch Schnuller, Schmusetuch oder Kuscheltier und schlafen tatsächlich mehrere Stunden am Stück durch. Dies betrifft sowohl Kinder, die nach Bedarf gestillt werden, als auch Kinder, welche ihre Nahrung über die Flasche aufnehmen. Andere Babys werden in diesem Zeitraum nachts wieder vermehrt wach – und dies trifft auch auf Kinder zu, die zuvor bereits durchgeschlafen haben. An dieser Stelle möchte ich nochmals betonen: Du hast mit hoher Wahrscheinlichkeit nichts übersehen oder falsch gemacht, sondern dein Baby durchläuft gerade wieder einen »bio-sozialen Reifungsschub«[5]. Dein Baby wird mobiler, wacher und lernt. Es hat tagsüber vielleicht keine Zeit ausreichend zu trinken und holt dies in Ruhe in der Nacht nach.

Zudem beginnen viele Familien mit der Beikost – auch das ist aufregend für dein Baby, der Körper muss sich an diese Nahrungsform erst gewöhnen. Dies kann nachts zu Unruhe beitragen. Haferflocken, extradicke Milch oder andere Schummeleien am Abend, damit das Baby besser schläft? Dazu habe ich leider noch sehr selten Erfolgsmeldungen vernommen.

Beikost ist kalorienärmer als Milch und führt in der Regel nicht dazu, dass die Kinder nachts satter sind und dadurch durchschlafen.

Die Empfehlung »Still doch einfach ab oder stell es auf Pre-Milch um, dann schläft es durch« ist in der Fachwelt umstritten. Während einige Experten und Expertinnen davon ausgehen, dass gestillte Babys nachts etwas häufiger erwachen als nicht gestillte Altersgenossen, zeigt eine britische Studie, dass knapp 80 Prozent der untersuchten Kinder im Alter von sechs bis zwölf Monaten nachts mindestens einmal erwachen und sich bei denjenigen unter ihnen, die Milch trinken, zwischen gestillten und nicht gestillten Kinder keine signifikanten Unterschiede ergeben.[6]
Aus meiner Erfahrung ist dieser Lebensabschnitt gerade für stillende Mütter sehr fordernd, da neben dem häufigen nächtlichen Erwachen auch Verhaltensweisen wie Dauernuckeln hinzukommen können. Pauschale Empfehlungen helfen hier also nicht weiter, denn es lässt sich festhalten, dass gerade in diesem Alter häufiges Erwachen normal ist, ganz gleich ob das Baby nachts noch ernährt wird oder nicht.

Fremdeln und schlafen hängen zusammen

Falls dein Baby bis jetzt ruhig geschlafen hat und du zufrieden mit euren Nächten warst, dann kann es sein, dass du spätestens zwischen **ACHT UND ZWÖLF MONATEN** erschrocken feststellst: »Das ist ja der Gipfel der Grausamkeit.« Einige Babys wachen in diesem Lebensabschnitt bis zu stündlich auf, robben sich durchs Bett, üben das Sitzen oder Krabbeln, brabbeln um drei Uhr fröhlich vor sich hin und haben teilweise lange nächtliche Wachphasen. Ganz quälend wird es, wenn du wie ich mit deinem acht Monate alten Baby Urlaub machst, es stündlich aufwacht, ewig wach ist und dabei quietschfidel durchs Bett robbt. Da wird der Erholungsurlaub schnell zum Horrortrip.
Nicht verwunderlich also, dass zu diesem Zeitpunkt die meisten verzweifelten Beratungsgesuche bei mir eingehen. Als mögliche Ursache

kommen erlernte Schlafgewohnheiten sowie verschiedene Reifeprozesse in Frage. Eine solche Reifung tritt beispielsweise als Fremdenangst auf. Babys zeigen Unbehagen und Angst vor unbekannten Objekten, Orten und/oder Personen. Manche so stark, dass sie nur die eine Hauptbezugsperson bevorzugen, wieder anderen merkt man die Fremdenangst kaum an. Beide Entwicklungen und vieles dazwischen sind vollkommen normal.
Das Baby versteht jetzt, dass Schlafen eine Trennung von den Eltern bedeutet, **UND** hat die Fähigkeiten, seinen Unmut auszudrücken und dich zurück an seine Seite zu rufen. Und natürlich gibt es auch hier eine Fraktion Babys, die das alles nicht stört. Sie lassen sich nicht von ihren kuscheligen und gemütlichen Schläfchen abhalten.

Die Entwicklung im zweiten Lebensjahr

Auch **NACH DEM ERSTEN GEBURTSTAG** passiert entwicklungstechnisch so einiges. Kleinkinder lernen zu laufen, beginnen zu sprechen und werden sich immer mehr ihrer selbst bewusst.
Laut Züricher Longitudinalstudie wachen noch rund 20 Prozent der untersuchten Kinder zwischen zwölf und 24 Monaten jede Nacht einmal oder mehrfach auf.[7] Andere Studien zeigen ähnliche oder gar höhere Prozentangaben. Aus meiner Erfahrung lässt sich festhalten, dass es auch hier im Laufe des Jahres ruhigere und aufregendere Phasen in Abhängigkeit von aktuell anstehenden Entwicklungen, Erkrankungen oder Umweltfaktoren wie die Eingewöhnung in die Krippe gibt. Für die Gruppe jener Kinder, die nachts abgestillt sind oder keine Nahrung erhalten, wird berichtet, dass diese häufiger durchschlafen beziehungsweise seltener erwachen und durch die Nähe oder Rückversicherung der Eltern weiterschlafen können.[8]

Trennungsangst sowie die Entwicklung von magischem Denken à la »Ich sehe ein Monster!« sind für das Kleinkindalter typisch.

Doch auch hier bestätigen Ausnahmen die Regel und es zeigt sich, dass jedes Kind für sich zu betrachten ist: Zum Beispiel kann es durchaus möglich sein, dass ein Kind am Abend nach wie vor beim Trinken an der Brust oder beim Nuckeln an der Flasche einschläft und dennoch die Nacht ohne Nahrung durchschlafen kann. Auch kenne ich Kleinkinder, die nach Bedarf gestillt werden, aber das Stillen nachts von sich aus nicht einfordern.

So schlafen Kinder im dritten Lebensjahr

Von nun an nähern wir uns den ruhigen Nächten in größeren Schritten. Egal ob dein Kleinkind gestillt wird, die Flasche bekommt oder am Abend in den Schlaf getanzt wird: **NACH DEM ZWEITEN GEBURTSTAG** werden die Nächte Jahr für Jahr immer ruhiger. Die Kinder entwickeln mehr und mehr die Kompetenz, sich selbst zu beruhigen, und brauchen immer weniger Co-Regulation durch die Eltern, auch verlagern sich die Mahlzeiten zunehmend auf den Tag.

Der dritte Geburtstag wird als eine Art »Quantensprung« in der Schlafentwicklung beschrieben.[9] Schlaflose Nächte gehören in vielen Familien damit allmählich der Vergangenheit an, und das ganz unabhängig davon, wie du dein Kind erzogen hast. Ist das nicht erleichternd und beruhigend zu wissen?

Aus meiner Erfahrung reicht den meisten Kindern die Gewissenheit, dass ihre Eltern für sie da sind, um durchzuschlafen, manche Kleinkinder schlafen jetzt auch schon in ihren eigenen Betten und/oder Zimmern. Dieser Autonomie-schritt kann aber durchaus noch bis in das Vorschulalter (fünf bis sechs Jahre) auf sich warten lassen. Wenn du die Überraschung erlebst, dass dein Kind dich bittet, mal allein (ein-)schlafen zu dürfen, verwehre ihm dieses Entwicklungspotenzial nicht. Viele Kleinkinder, die bereits in ihrem Zimmer schlafen, suchen aber nachts immer noch häufig die Eltern auf oder rufen nach ihnen, wenn sie in der Nacht aufwachen – auch das ist völlig normal. Zudem beginnen einige Kinder, nachts selbstständig zur Toilette zu gehen, und brauchen auch hierfür noch Unterstützung, die wir guten Gewissens geben dürfen.

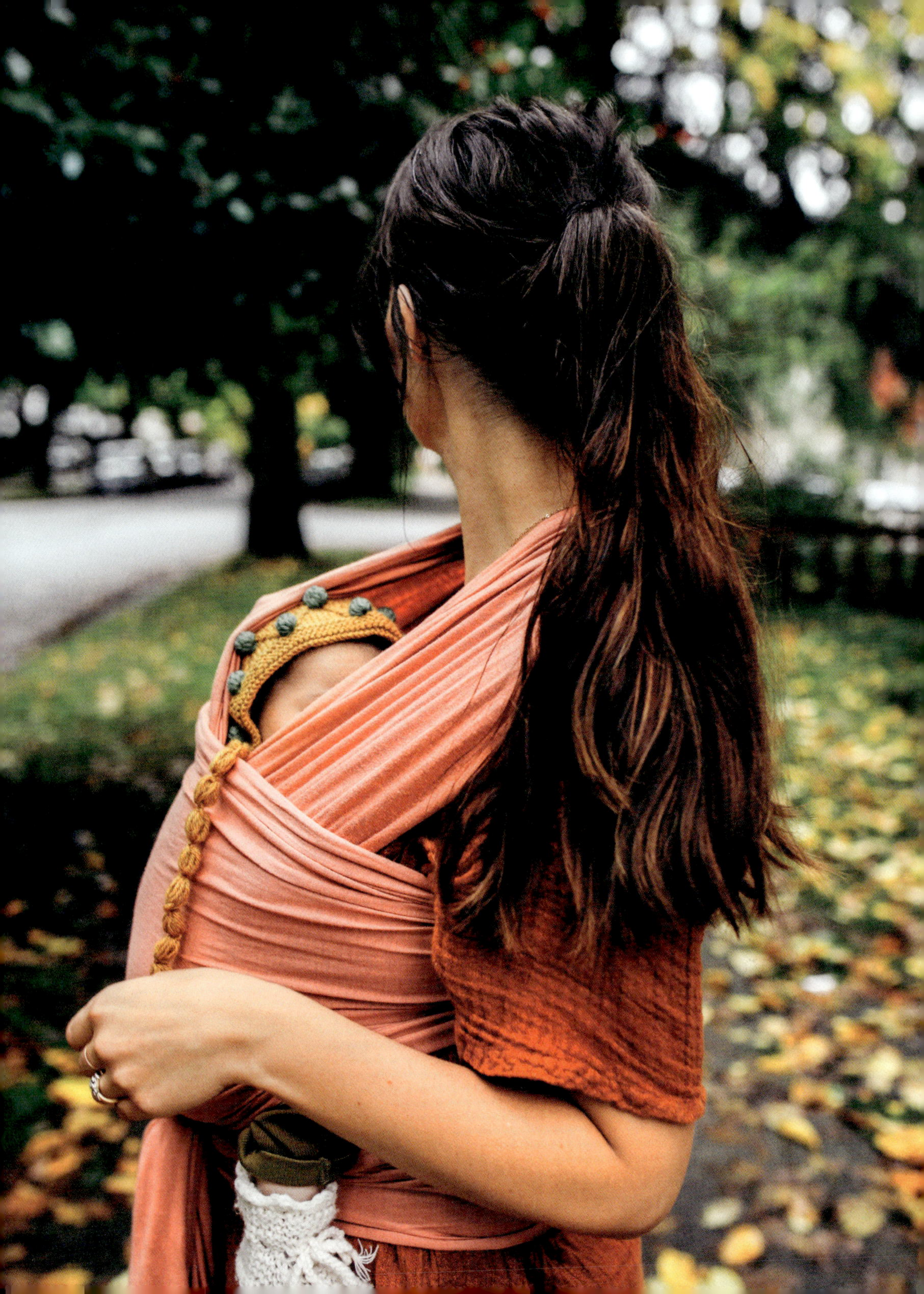

3

Nah bei Mama und Papa

BEZIEHUNGS-SACHE SCHLAF

Ein essenzielles und unersetzliches Bedürfnis unserer Kinder ist die körperliche und emotionale Verbindung zu ihren Bezugspersonen. Eine sichere Bindung ist deshalb ein wesentlicher Baustein für eine gesunde Schlafentwicklung.

BINDUNG UND SCHLAF

Bei der Frage, welche Bedürfnisse unsere Kinder im Zusammenhang mit dem Schlafen haben, sind für die meisten von uns die grundlegenden Bedürfnisse ganz naheliegend: Warm genug wollen sie es haben, satt, sauber und in Sicherheit mögen sie sein. Zusätzlich ist es wichtig, dass der Körper bereit zum Schlafen ist. Hier spielen Tag-Nacht-Rhythmus sowie der Schlafdruck eine Rolle. Wenn all diese Bedürfnisse erfüllt sind und es trotzdem zu nächtlichem Erwachen oder Schwierigkeiten beim Einschlafen kommt, ist für viele klar: Das Problem liegt in der fehlenden Selbstständigkeit des Kindes beziehungsweise am Erziehungsstil der Eltern! Es wird beim Ein- und Durchschlafen also ein starker Fokus auf das Verhalten gelegt und dann der Frage nachgegangen, was Kind und Eltern lernen oder verändern müssten, damit das Kind länger am Stück und selbstständiger schlafen kann.
Dabei unterschätzt und teilweise vergessen oder übergangen – auch von mir zu Beginn meiner Elternschaft – werden allerdings die emotionale Entwicklung des Kindes sowie das Bedürfnis nach Bindung beziehungsweise das kindliche Bindungsverhalten. Heute bin ich überzeugt, dass eine sichere Bindung und die konstante Beantwortung des Bindungsverhaltens die gesunde Schlafentwicklung von Kindern maßgeblich unterstützen. Lasst uns deshalb in diesem Kapitel ein besonderes Augenmerk darauf legen, warum Bindung und Schlaf so eng zusammengehören.

Bindungstheorie

Bindung ist zum Glück ein Thema, das immer mehr Aufmerksamkeit bekommt. Häufig hapert es aber noch am Verständnis dafür, was genau eine gute oder sichere Bindung ist. Gerade im Internet werden viele Ängste rund um das Thema Bindung geschürt, um dann teure Online-Kurse anzubieten: »Mache Kurs XY und ich verrate dir, wie du die Bindung zu deinem Kind stärken kannst. Tue XYZ nicht, denn das ist schlecht für die Bindung.« Nicht selten resultieren aus solch vagen Aussagen Zweifel am eigenen Erziehungsverhalten und die Sorge, dadurch die Bindung zum eigenen Kind zu gefährden.

In meinen Beratungen wird mir regelmäßig genau diese Frage gestellt: »Gefährde ich die Bindung zu meinem Kind, wenn ich … mache?« Konkret nachgefragt ergeben sich meist ganz harmlose Situationen wie die Betreuung des Kindes durch Angehörige oder gar den Papa, das Schlafen eines Kleinkindes im eigenen Zimmer oder das Verteidigen von eigenen (elterlichen) Grenzen. Mir ist es ein wichtiges Anliegen, hier deutlich zu machen, dass Bindung so viel größer ist als das, was aus ihr manchmal gemacht wird. Und am Ende dieses Kapitels wirst du sicherlich verstehen und mir zustimmen, dass die Bindung zwischen Kindern und ihren engsten Bezugspersonen ein wohlwollendes und gnädiges Konstrukt ist.

Nach dem Begründer der Bindungstheorie John Bowlby können wir Bindung kurz und knackig als ein dauerhaftes und starkes emotionales Band zwischen einem Kind und seinen wichtigsten Bezugspersonen beschreiben.[10] Dieses starke Band ist nicht automatisch da, sondern das Ergebnis von Beziehungsarbeit. Tausende von Situationen, in denen Kinder und ihre Bezugspersonen miteinander interagieren, formen schließlich die Bindung. Entgegen vieler Annahmen geht es grundsätzlich also nicht um besondere Situationen und Ereignisse, sondern um das tägliche Miteinander, welches entscheidend für die Bindungsintensität und Qualität ist. Bindung zeigt sich durch den Wunsch nach Nähe zueinander, durch die Suche nach Unterstützung, eine intensive emotionale Reaktion bei einer Trennung sowie durch das Vertrauen, welches der Bindungsperson entgegengebracht wird – »Du bist die Basis, von der aus ich meine Welt erkunden möchte, und mein sicherer Hafen, zu dem ich gehe, wenn ich unsicher werde.«[11]

Wer verbringt die meiste Zeit mit dem Kind? Wer wickelt, füttert und spielt? Wer bringt es ins Bett? Für die Intensität der Bindung ist der Zeitfaktor ausschlaggebend. Die Person, die die meiste Zeit mit einem Baby verbringt und es versorgt, wird für das Baby die engste Bindungsperson. Hier ist übrigens nicht die biologische Verwandtschaft oder das Geschlecht entscheidend! Neben der Intensität ist jedoch auch die Qualität der Bindung ein wichtiges Maß für die Beziehung zwischen Kindern und ihren Bezugspersonen.

Es kommt auf die Qualität an!

Du verbringst sehr viel Zeit mit einer Freundin, sie wohnt seit deiner Kindheit in deiner Nachbarschaft. Du fühlst dich in ihrer Nähe nicht sonderlich wohl, da sie dich häufig kritisiert und du das Gefühl hast, dich ständig verbiegen zu müssen, um ihr zu gefallen. Ihr kennt euch aber schon superlange und habt früher viel Zeit miteinander verbracht, daher fällt es dir schwer, dich von ihr zu distanzieren, sie gehört zu deinem Leben und zu deiner Familie. Außerdem bist du gewissermaßen auch auf die Verbindung zu ihr angewiesen, da sie im Urlaub immer deine Haustiere versorgt und deine Blumen gießt. Sie nimmt dir auch gern mal die Kinder ab, wenn du etwas erledigen musst. Und du hast eine andere Freundin. Du kennst sie erst seit einigen Jahren und ihr trefft euch lediglich wenige Male im Jahr, da sie in einer anderen Stadt wohnt. Ihr lacht viel, wenn ihr zusammen seid, euch gehen die Gesprächsthemen nicht aus und sie ist die Erste, die du anrufst, wenn der Schuh drückt. Meinungsverschiedenheiten mit ihr sind für dich sehr unangenehm, doch du hast immer das Gefühl, dass ihr trotzdem Freundinnen seid.

Das Beispiel ist stark vereinfacht, doch so ähnlich können wir es uns mit unseren Kindern vorstellen. Entscheidend ist nicht nur die Menge der gemeinsamen Zeit, sondern auch die Art und Weise, wie wir sie miteinander verbringen. Eine sichere Bindung entsteht, wenn wir mit unseren Kindern Zeit verbringen **UND** dabei feinfühlig auf ihre Bedürfnisse reagieren, auch auf die emotionalen (vgl. Abbildung rechts).

»Feinfühlige Eltern nehmen die kindlichen Signale zuverlässig wahr, interpretieren sie richtig, finden eine angemessene Antwort darauf und reagieren prompt.«[12]

Beim Thema Schlaf wäre also eine positive und feinfühlige Interaktion, dass du das Augenreiben und Quengeln deines Babys bemerkst, dich deinem Baby zuwendest und aus seinem Verhalten und der Uhrzeit schlussfolgerst, dass es müde sein könnte, und es anschließend zeitnah auf deinem Arm zum Schlafen bringst. Eine weniger feinfühlige Reaktion wäre es, das Quengeln deines Babys zu ignorieren, weiter in diesem Buch zu stöbern und nicht zu schauen, was dein Baby dir mitteilen möchte. Und wenn es dann anfängt, stärker zu weinen, gibst du ihm auch noch ein lautes und blinkendes Spielzeug in die Hand. Das Signal »Ich bin müde« wird in diesem Fall nicht feinfühlig mit »Hier, spiel etwas« beantwortet.

An dieser Stelle könnte man denken, dass das nicht sonderlich beruhigend klingt. Wie kann man denn immer erkennen, **WAS** genau so ein Baby braucht und **WELCHE** Reaktion nun feinfühlig ist? Keine Sorge! Perfektion ist an dieser Stelle nicht notwendig, eine perfekte Kommunikation gibt es nicht. In meinem Studium habe ich gelernt, dass es

Sichere Bindung – feinfühlige Reaktionen

Eine sichere Bindung ensteht, wenn es der Fürsorgeperson gelingt,

- dem Kind Sicherheit zu geben, wenn nötig.
- Erkundung, Wachstum und Entwicklung zu ermöglichen.
- dem Kind zu helfen, Gefühle zu ordnen und zu bewältigen.

↓

Feinfühlige, angemessene und prompte Reaktion auf kindliche Bedürfnisse

ausreicht, wenn die Mehrheit solcher Eltern-Kind-Interaktionen angemessen beantwortet wird. Das ist»gut genug« für eine sichere Bindung. Diese Aussage geht übrigens auf Donald W. Winnicott zurück, der das Konzept der »good enough mother«[13] prägte. Zusammenfassend postulierte er, dass **ZU GUTE** Mütter nicht sinnvoll für die Entwicklung des Kindes seien, es reiche, **GUT GENUG** zu sein, denn dadurch lerne das Kind wichtige Kompetenzen, zum Beispiel damit umzugehen, dass Bedürfnisse nicht immer sofort befriedigt werden können. Wir können also festhalten, dass in einer sicheren Bindung die Bedürfnisse des Kindes meistens erkannt und erfüllt werden. Und im Laufe der Zeit gelingt dies immer besser, da Kinder wiederum lernen, ihre Bedürfnisse besser wahrzunehmen und zu kommunizieren, wenn diese zuverlässig und prompt erfüllt werden.

Auf das Wörtchen »prompt« möchte ich ausführlicher eingehen. Aus meiner Bankausbildung kenne ich den Rechtsbegriff »unverzüglich«. Unverzüglich bedeutet hier »ohne schuldhaftes Zögern«. Wenn du also gerade beim Lesen dieses Buches auf der Toilette sitzt und dein zweijähriger Sohn unbedingt einen Apfel essen möchte, darfst du dein Geschäft ruhig beenden und kannst dies deinem Kind mitteilen. Das Kapitel wirst du vermutlich nicht mehr schaffen, aber dein Toilettenbedürfnis darfst du ruhig zu Ende bringen.

Ohne schuldhaftes Zögern, bedeutet für mich, dass du dich deinem Kind zuwendest, sobald es dir möglich ist, und es nicht absichtlich warten lässt. In den allermeisten Fällen wird dir dies im Alltag gelingen und manchmal wirst du merken, dass du dich nicht durch vier teilen kannst. Sei nicht so streng mit dir und denke in solchen Momenten daran, dass du unverzüglich handeln wirst – also ohne absichtlich zu zögern –, und dann grüble nicht weiter darüber nach!

Wir wissen: Eine sichere Bindung entsteht aus Tausenden von Situationen, in denen wir es richtig machen, nicht aus der einen, die schiefläuft.

Bindungsverhalten

Wir haben nun eine gemeinsame Definition von Bindung als starkes überdauerndes, emotionales Band zwischen Kindern und ihren engen Bezugspersonen und wissen, dass für die Entwicklung einer sicheren Bindung hauptsächlich eine zuverlässige und prompte Erfüllung der kindlichen Bedürfnisse vonnöten ist. Wenn wir uns auf diese (vereinfachte) Definition verständigen, wird deutlich, dass Bindung eine Rolle beim Ein- und Weiterschlafen spielt, denn Schlaf ist ein grundlegendes Bedürfnis. Und um gut ein- und später auch weiterschlafen zu können, ist die Erfüllung weiterer Bedürfnisse, wie Nähe, Sicherheit, Nahrung, körperliches Wohlbefinden, die Voraussetzung.

Um diese Bedürfnisse zu befriedigen, brauchen Babys und kleine Kinder ihre Bindungspersonen. Wenn sie offene Bedürfnisse haben, gelangen sie in einen Stresszustand und zeigen uns mit Bindungsverhalten an, dass sie unsere Fürsorge benötigen. Je nach Bedürfnis saugen sie an den Händen, weinen, klammern sich an oder lächeln und versuchen so, den Kontakt mit uns herzustellen und/oder aufrechtzuerhalten. Im besten Fall bekommen wir dies mit und reagieren entsprechend, indem wir das Kind auf den Arm nehmen, es füttern, wiegen oder mit ihm sprechen. Wir regulieren so seinen Zustand mit und es entspannt sich wieder. Das Bindungsverhalten lässt nach.

Das Prinzip von Anspannung und Entspannung

Anspannung und Entspannung können gleichzeitig nicht existieren. In puncto Schlaf ist dies ein entscheidender Satz. Um dies zu verdeutlichen, zeige ich dir auf S. 52 ein bekanntes Modell aus der Bindungsforschung: die Bindungswippe.[14] Wenn das Bindungsverhalten aktiviert ist, wird das Kind die Nähe und Hilfe der Eltern suchen. Das Explorationsverhalten (Erkundungsverhalten) ist in dieser Zeit nicht aktiv. Auf den Schlaf übertragen bedeutet dies, ein müdes Baby wird Bindungsverhalten zeigen und die Nähe der Eltern suchen, bis seine Bedürfnisse befriedigt sind. Dies kann zum Beispiel Hunger, Einsamkeit oder Anspannung sein. Erst wenn die gerade aktiven Bedürfnisse befriedigt sind, wird sich die Wippe zur anderen Seite neigen und Explorationsverhalten aktivieren, in unserem Fall heißt dies, das Kind

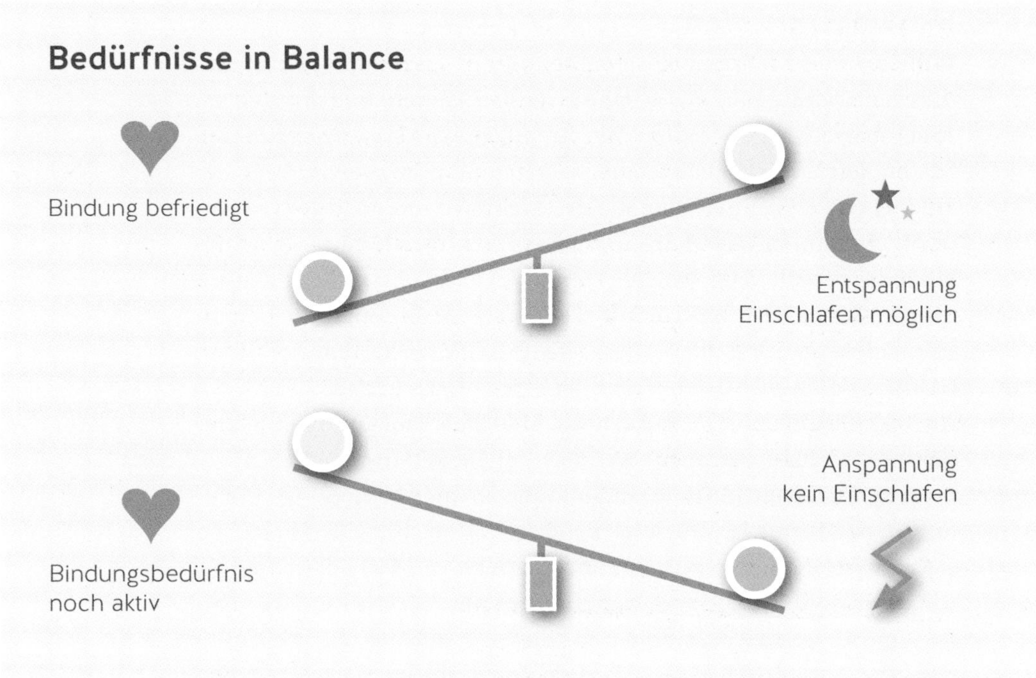

entspannt sich und schläft ein. Es lohnt sich also nicht, die kindlichen Bedürfnisse vor dem Einschlafen zu ignorieren, denn dadurch bleibt das Bindungsverhalten bestehen. Dies führt dazu, dass das Kind nicht entspannt einschlafen kann (vgl. Abbildung oben).

Stress: Schlafkiller Nummer 1

Dein Kind ist müde und zeigt Bindungsverhalten, indem es nach Nähe sucht. Aber du bist gestresst und möchtest schnell noch die Küche aufräumen. Darum willst du, dass dein Kind heute allein einschläft. Es hat aber Angst, allein zu sein. Seine Bedürfnisse nach Nähe und Sicherheit sind nicht erfüllt, es kann sich nicht entspannen und fängt an zu weinen. In diesem Zustand ist ein Einschlafen nicht möglich. Erst deine Anwesenheit und der dazugehörige Körperkontakt helfen deinem Kind, die offenen Bedürfnisse zu befriedigen, zur Ruhe zu kommen und einzuschlafen.

Einschlafen als Trennungssituation

Vielleicht hast du dich beim Lesen des letzten Abschnittes gefragt, wie das eigentlich bei euch vor dem Einschlafen abläuft? Bist du zu folgendem Fazit gekommen: »Mein Kind ist satt, gewickelt, ausreichend müde und wurde den Tag über mit viel Nähe und Zuwendung versorgt, und dennoch weint es, wenn ich es in sein Bettchen lege oder anderweitig zum Einschlafen bringen möchte.« Du fragst dich, weshalb die Bindungssysteme weiterhin aktiv sind, weshalb das Kind buchstäblich nicht loslässt und warum es sich manchmal regelrecht gegen das Einschlafen wehrt. Eine Annäherung an dieses Thema kann gelingen, wenn du dir Schlaf als Trennung vorstellst – und zwar als Trennung auf vielerlei Ebenen. Schau mal, wie viel Trennung aus Sicht deines Kindes im Schlaf stecken könnte:

+ Kontrollverlust
+ Abschied vom Tag
+ Körperliche Trennung von der Bezugsperson
+ Emotionale Trennung von der Bezugsperson

Sein Bindungssystem ist beim Einschlafen aktiviert, weil diese Arten von Trennung für dein Kind Stress bedeuten!

Manche Kinder, oftmals die reizoffenen, temperamentvollen, sensiblen oder gefühlsstarken, haben Trennungsangst und brauchen die Unterstützung ihrer Eltern, um sich beruhigen zu können.

Unsere Babys kommen aus der Steinzeit

Neugeborene und junge Babys reagieren stärker auf körperliche Trennung. Unsere wachsamen Babys registrieren Lage-, Temperatur- und Geruchsveränderungen. Das hatte vor allem in der Menschheitsgeschichte überlebenswichtige Vorteile: Ein Baby, das allein gelassen wurde und schnell auf diesen Missstand aufmerksam machte, hatte höhere Chancen, versorgt zu werden und folglich zu überleben. Das

Bindungsverhalten vor und während des Schlafes ist also purer Überlebensmechanismus – du hast ein sehr kompetentes Baby!

Schlaf als emotionale Trennung

Das Bewusstsein dafür, dass Schlaf eine emotionale Trennung darstellt, wächst zum Ende des ersten Lebensjahres. Spätestens, wenn dein Kind das Wissen erlangt, dass du nach dem Einschlafen nicht verschwindest, sondern im Wohnzimmer auf dem Sofa sitzt, wird es bei aktivem Bindungssystem nach dir rufen und deine Anwesenheit und Nähe einfordern.

Die Nähe und Anwesenheit der Eltern sind diejenigen Bedürfnisse, die sich kaum durch moderne Methoden ersetzen lassen. Zeitweise kann man schummeln, sich wegschleichen, eine elektrische Wiege nutzen, Föngeräusche laufen lassen, doch manchen Kindern reicht dies nicht aus und sie werden mit zunehmendem Alter ihr Bedürfnis nach Nähe deutlicher kommunizieren, zum Beispiel indem sie bei Abwesenheit der Eltern weinen, sie rufen oder zu ihnen kommen.

Die Nähe der Eltern gibt Sicherheit

Für mich ist kaum verwunderlich, dass Studien genau dies zeigen: Bis ins Grundschulalter und darüber hinaus kommen die Hälfte aller Kinzeitweise ein- oder mehrmals pro Woche und suchen nachts die Nähe der Eltern.[15] Dies hat neben Trennungsangst auch Gründe wie Albträume, Angst vor Monstern, Stress oder Krankheit. Die Entwicklungspsychologin Gwen Dewar nennt unter anderem folgende Faktoren, die ein Kind braucht, um mit nächtlichen Ängsten umzugehen:[16]

» Ein entwickeltes Zeitgefühl (wie lang dauert die Trennung)
» Die Fähigkeit, Emotionen zu regulieren
» Die Fähigkeit, Realität und Fantasie zu unterscheiden

Wann fangen wir endlich an, ganz offen und ohne Scham über das normalste der Welt zu sprechen? Fakt ist: Die meisten Kinder schlafen mehrere Jahre lang nicht allein ein und auch nicht zwölf Stunden am Stück durch.

SCHLAFEN IN SICHERHEIT

Gerade die Bedürfnisse nach Sicherheit und damit verbunden emotionaler sowie körperlicher Nähe sind so grundlegend, dass wir nicht umhin kommen, ihnen besondere Aufmerksamkeit zu schenken. Dagegen anzukämpfen und diese Bedürfnisse zu ignorieren, entspricht nicht meiner Haltung zur Erziehung. Was also ist zu tun? Mir fällt nur Eines ein: Wir können unsere Kinder in ihren Bedürfnissen ernst nehmen, diese erfüllen und sie im Lauf der Zeit darin unterstützen, die Trennung in den Schlaf Schritt für Schritt zu meistern.

Nähe und Körperkontakt

Dass neugeborene Babys Körperkontakt und Nähe benötigen, würden jetzt sicher die meisten von uns abnicken. Wie viel Körperkontakt und Nähe dies teilweise wirklich ist, wird aber oft unterschätzt.

So lief es bei uns

Ich ging ganz automatisch davon aus, dass mein erstes Baby in einem Beistellbett schlafen wird. Warum auch nicht? Zu Hause angekommen legte ich sie abends hinein und sie wuselte stundenlang schlaflos hin und her. Ich recherchierte im Internet, was sie haben könnte, ich stillte, ich puckte, ich machte leise Geräusche, doch sie war superunruhig. Ich stand wie neben mir und kam nicht auf die Idee, dass sie einfach nicht abgelegt werden wollte. Um 3:40 legte ich sie mir endlich auf die Brust und wir schliefen ein. Ich hatte es begriffen: Das Kind wollte nah bei mir sein!

Ich weiß, unsere Geschichte entspricht nicht dem Goldstandard des sicheren Schlafens (siehe S. 63), doch anders war es nicht möglich. Diese Lücke zwischen Theorie und Praxis gibt es wirklich in jedem Fachgebiet, und letzten Endes helfen die besten Theorien nicht, wenn sie für die betroffene Familie nicht praktisch und nützlich sind.

Es gibt hohe individuelle Unterschiede im Bedürfnis nach Nähe und Körperkontakt. Die meisten Babys wollen ihn permanent und nur einige wenige geben sich auch mit einer zeitweisen körperlichen und emotionalen Trennung zufrieden. In vielen Kulturen ist es selbstverständlich, dass Eltern und Kinder auf einer gemeinsamen Schlaffläche oder räumlich nah beieinander schlafen. Gitterbetten, Beistellbetten und Federwiegen sind eher moderne Erfindungen und vielerorts unbekannt. Dass dieses »Zubehör« mittlerweile zur Verfügung steht und Erwachsene sich überlegt haben, dass Babys und Kinder allein schlafen sollen, bedeutet nicht, dass diese das auch mögen. Nähe und Körperkontakt sind notwendig für eine gesunde Entwicklung und schenken auf vielerlei Ebenen ein Gefühl von Sicherheit und Geborgenheit. Durch das gemeinsame Schlafen bekommt das Kind eine »Extraportion«[17] davon. Natürlich sind die meisten Kinder heutzutage auch sicher, wenn sie im eigenen Bett schlafen, aber diese Gewissheit dürfen die Kleinen erst noch lernen.
Emotionale Nähe sowie Körperkontakt sind zudem wichtige Elemente, wenn es darum geht, ein Baby oder Kleinkind in seinen Emotionen zu begleiten und es zu beruhigen. Das heißt übersetzt: ihm zu zeigen, wie es mit Wut, Angst, Schmerz und Unbehagen umgehen kann. Es zu trösten, zu halten und ihm mit Wärme und Empathie zu begegnen. So lernt es kurzfristig, seinen Stress abzubauen und langfristig eigene Beruhigungsstrategien zu entwickeln – es sieht und spürt, wie unangenehme Gefühle abgebaut werden können.
Erlebt ein Kind dagegen, dass es mit seinen Emotionen allein gelassen wird und keine Unterstützung bei der Emotionsregulation erhält, entwickeln sich ganz andere Lernerfahrungen im Gehirn. Stresshormone wie Adrenalin und Kortison werden vermehrt ausgeschüttet, die Umwelt wirkt beängstigend, Stress wird mit noch mehr Stress beantwortet und es entwickeln sich keine oder ungesunde Strategien, sich selbst zu beruhigen. In Bezug auf den Schlaf sind damit folgende Auswirkungen möglich: Die Bedürfnisse nach Sicherheit, Nähe und Zuwendung bleiben weiterhin aktiv, bestehende kindliche Trennungsängste werden nicht gelöst und eigentlich anstehende Autonomieschritte verzögern sich.

Co-Sleeping

Ideale Möglichkeiten nachts viel Nähe und Körperkontakt herzustellen sind Co-Sleeping sowie Bedsharing.[18]

» **CO-SLEEPING:** Die Familienmitglieder schlafen in unmittelbarer Nähe, sie teilen sich jedoch nicht die Schlaffläche.

» **BEDSHARING:** Ist eine spezifische Form des Co-Sleeping. Eltern und Kind teilen sich hierbei eine Schlaffläche.

In der Nähe der Eltern zu schlafen, hilft vielen Babys und Kleinkindern, sich zu beruhigen **UND** somit das Schlafen mit positiven Eigenschaften zu verknüpfen. Natürlich können Kinder, die zunächst in der Nähe ihrer Eltern schlafen, wenn sie älter sind und sich selbst besser regulieren können, lernen, in ihrem eigenen Bett oder Zimmer zu schlafen – diese häufige Sorge ist unbegründet. Sowohl Bindung als auch Autonomie sind kindliche Grundbedürfnisse: Wenn wir sie lassen, ziehen sie auch ohne uns los. Sie werden es womöglich nicht in dem Zeitraum tun, den wir uns vorstellen. Kaum ein Baby mit zwölf Monaten wird sagen: »Mama, allein schlafen«, aber vielleicht wird ein Kleinkind mit zweieinhalb plötzlich mutig und äußert stolz: »Mama, du kannst gehen, ich schlafe in meinem Zimmer.«

Sicher praktiziertes Co-Sleeping (siehe dazu S. 64) kann der gesamten Familie mehrere Vorteile bieten. Zahlreiche Expertinnen und Experten haben bereits die Vorzüge des Co-Sleepings beschrieben:

+ Bei den ersten Anzeichen von Unruhe und Hunger kann das Baby gestillt oder gefüttert werden. Dadurch wird es nicht richtig wach und Baby sowie betreuende Person können schnell weiterschlafen.
+ Durch die zügige Wahrnehmung und Befriedigung von Bedürfnissen weint das Baby weniger.
+ Meist passt sich bei stillenden Müttern der Schlafrhythmus an den Rhythmus des Babys an, sodass die Mutter seltener aus dem Tiefschlaf geweckt wird. Dadurch erhöht sich die Schlafqualität.
+ Der Schlaf des Kindes wird nicht gestört, da es die ganze Nacht am selben Platz verbringt und somit Konstanz und Ruhe erlebt.
+ Nähe und Körperkontakt fördern die Ausschüttung von Hormonen, die sich positiv auf Bindung, Stimmung und Stillen auswirken.

Es gibt viele verschiedene Möglichkeiten, Co-Sleeping beziehungsweise Bedsharing zu gestalten. Exemplarisch möchte ich einige mögliche Optionen vorstellen: Bitte beachte bei individuellen und kreativen Umsetzungen die Sicherheitsaspekte (siehe S. 63 und 64).

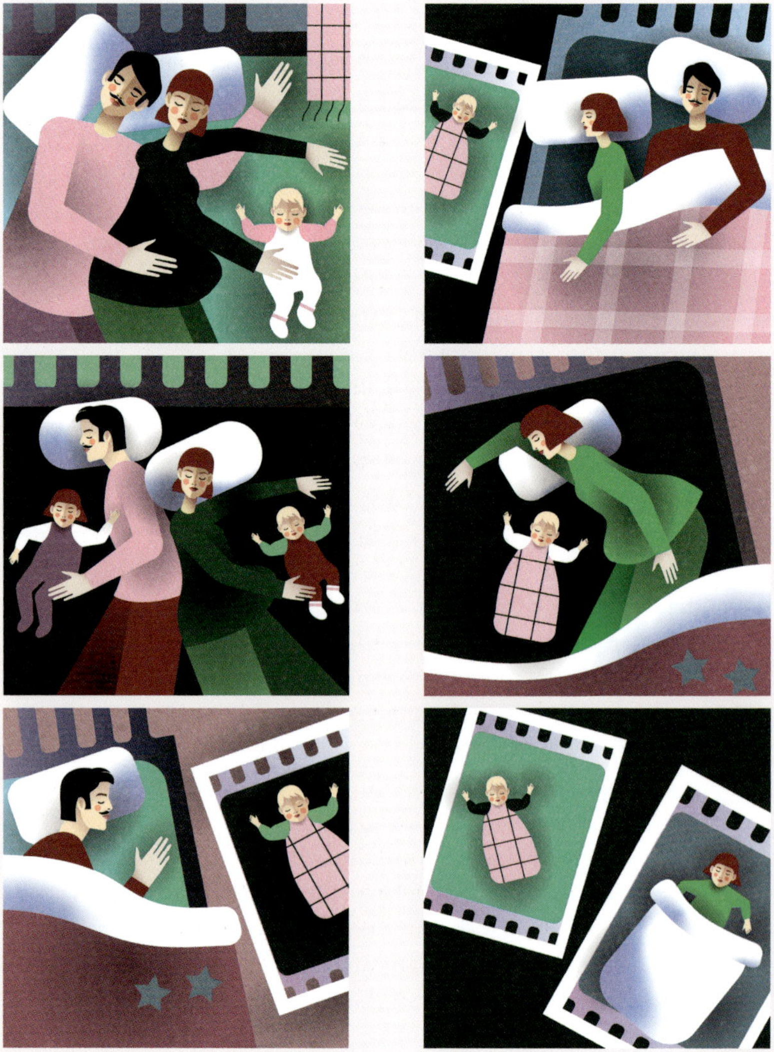

INFO
Co-Sleeping ist auch Einstellungssache

Je nach Einstellung der Eltern lässt Co-Sleeping sich unterschiedlich beschreiben. Proaktives Co-Sleeping meint, dass Eltern Co-Sleeping oder Bedsharing bewusst als Schlafform wählen und gestalten, weil sie von diesem Konzept überzeugt sind. Dem gegenüber bedeutet reaktiv, dass die Bezugspersonen eigentlich allein schlafen möchten, also unfreiwillige Co-Sleeper sind, weil das Kind die Nähe einfordert oder weil sie unsicher sind, ob und wie sie getrennte Schlafbereiche gestalten können.

Warum ist diese Differenzierung wichtig? Stell dir vor, du kennst die Vorzüge des Co-Sleepings schon vor der Geburt. Du besprichst diese mit deinem Partner, deiner Partnerin, ihr arrangiert eure Betten so, dass sie groß genug, bequem und sicher für alle sind. Und wenn das Baby da ist und nachts bei dir schlafen möchte, ist das völlig okay für dich. Und nun stell dir vor, du hast ein Babybett gekauft und ein gemütliches Kinderzimmer eingerichtet, aber dein Baby schläft dort unruhig und wacht ständig auf. Du bist müde und genervt und fragst dich, was du falsch machst. Irgendwann holst du dein Kind nachts zu dir ins Bett. Das ist aber zu klein für drei Personen, du hast Angst, dass dein Kind herausfallen könnte und du bist unsicher, ob man so etwas überhaupt darf. Du schläfst nicht wirklich erholsamer als vorher.

Worauf ich hinaus will: Reaktives Verhalten kann die positiven Eigenschaften des Co-Sleepings beeinflussen. Reaktive Co-Sleeper neigen dazu, das kindliche Schlafverhalten negativ zu bewerten, und sind unzufriedener mit der Schlafsituation als freiwillige Co-Sleeper. Zudem sind die Schlafplätze häufiger nicht den Anforderungen des Co-Sleepings gewachsen, was zu Einbußen bei Komfort und Sicherheit führen kann. Wenn du also reaktives Co-Sleeping betreibst, schau doch mal genauer hin: Wie kann eine einvernehmliche Schlafsituation entstehen?

So läuft es bei uns

Unsere Schlafanordnungen in viereinhalb Jahren als Kleinfamilie sind alles andere als konstant. Ich habe bereits erzählt, dass ich anfangs wirklich überzeugt war, dass **ICH** *es Kraft meines Wissens und der Kooperation des Babys schaffen werde: ein glückliches Baby neben mir im Beistellbett. Das Beistellbett entpuppte sich innerhalb kürzester Zeit als super Ablage für Windeln und Feuchttücher, um nachts unkompliziert zu wickeln und natürlich auch als praktischer Rausfallschutz. Ansonsten waren wir relativ schnell Eltern mit Familienbett.*

Eine Zeit lang hat mein Mann bei uns geschlafen, bis die Nächte unruhiger wurden und einfach nicht genug Platz war für zwei Erwachsene und ein Baby, dass sich nachts wie ein Helikopter durch das Bett dreht. Ich war allerdings nicht sehr glücklich mit dieser Lösung, denn ich war ja zunächst eine reaktive Co-Sleeperin (siehe S. 59) und konnte mich nicht von der Vorstellung lösen, dass das Kind schlafen lernen muss.

So probierte ich viele kreative Lösungen: Das kleine Beistellbett wurde in ein großes Gitterbett umgebaut, die Stäbe des großen Gitterbettes wurden mal aus- und mal wieder eingebaut. Dann wurde das Gitterbett ins Kinderzimmer gebracht und ich legte mir eine Matratze daneben. Das Resultat war rückblickend betrachtet absurd: Das Baby suchte meine Nähe und ich lag mit einem Arm im Gitterbett und mit dem Rest meines Körpers auf der Matratze. Vollkommen verrückt und unbequem. Sie wachte nach wie vor alle zwei bis drei Stunden auf und war noch unruhiger, ich noch müder und genervter. Das Gitterbett wanderte wieder als Beistellbett ins Schlafzimmer. Mein Mann grummelte, weil er ständig das Bett umbauen musste. Das war der Zeitpunkt, an dem ich begann, mich ernsthaft in das Theoriekonstrukt des kindlichen Schlafes einzuarbeiten. Parallel war ich unter Druck, denn meine Masterarbeit klopfte immer wieder an die Tür und wollte geschrieben werden. So übermüdet ging das natürlich alles nicht zusammen. Meine Tochter war etwa zehn Monate alt, als ich verstand, dass es ohne Körperkontakt nichts wird mit dem Durchschlafen. Ich verstand **ENDLICH**, *was sie mir die letzten Monate hatte sagen wollen und gab meinen Kampf auf, um echten Frieden mit dem Familienbett zu schließen. Wie es der Zufall wollte, machten wir dann in der Silvesternacht eine Entdeckung, die unser Leben veränderte. Nach dem Feuerwerk um Mitternacht*

stillte ich sie, und mein Mann bot mir an, einfach mal für ein paar Stunden zu übernehmen, bis sie sich erneut zum Trinken meldete. Ich stimmte zu und ging etwas verloren ins Gästezimmer. Mir war klar, dass ich sowieso in einigen Stunden gerufen werden würde. Völlig entsetzt wachte ich am nächsten Morgen auf. Es war acht Uhr! Ruhe. Ich rannte nach oben und sah, wie beide schliefen. Als mein Mann aufwachte, fragte ich: »Was ist passiert?« Seine Antwort: »Nichts, sie hat sich einfach nicht gemeldet.«
Tja, an dem Tag hatte er mir eine große Tür geöffnet. Ich zog ins Gästezimmer und das gesamte zweite Lebensjahr schliefen die beiden gemeinsam im Familienbett und ich genoss das Bett im Gästezimmer für mich allein. Sie schlief bei ihm einfach durch.
Irgendwann kam der Zeitpunkt, an dem wir wieder alle zusammen schlafen wollten, aber gleichzeitig den Luxus des Durchschlafens nicht missen mochten. Keiner von uns beiden war bereit dafür. So bauten wir an unser Doppelbett einfach noch ein Neunzig-Zentimeter-Element an und hatten ein superbreites Bett für alle drei. Alle schliefen bequem. Vor halb acht oder acht Uhr wachte niemand auf und wenn doch, war es durch ein Schsch oder Händchenhalten schnell getan. Ich bin ein richtiger Familienbett-Fan geworden und in meiner zweiten Schwangerschaft war völlig klar, dass es wieder ein Bedsharing mit dem Baby geben würde. Nun ist unsere Tochter acht Monate alt und wir haben unsere Schlafanordnung noch kein einziges Mal gewechselt. Erst schlief sie in einem Nestchen (Sicherheitsaspekte beachten, siehe S. 63 und 64) neben mir und nun ohne, ebenfalls neben mir. Es gibt mal ruhigere und mal unruhigere Nächte, doch insgesamt würde ich behaupten, ist es fast schon erholsam. Und die anderen beiden Familienmitglieder sind wieder in ihrer gewohnten Konstellation. Aus einem Familienbett wurden nun zwei Familienbetten. Das tröstete anfangs auch echt gut über den Verlust der Mama an das Baby hinweg. Mittlerweile ist die Große sehr flexibel in ihrem Schlafverhalten. Sie schläft begleitet ein, aber auch allein mit einem Hörbuch. Sie kann in ihrem Zimmer schlafen, bei Großeltern und bei Freundinnen. Sie ist jetzt viereinhalb Jahre alt und hat all dies gelernt und gemeistert – trotz oder gerade durch die Balance zwischen Bindung und Autonomie. Vergiss nicht: Etwas zu können, ist nicht gleichzusetzen mit dem Wunsch, es auch zu tun, und so bleibt unser aller Favorit das gemeinsame Schlafen.

Sicher schlafen

Bei der Frage nach der richtigen Schlafanordnung für eure Familie spielt für dich ganz bestimmt auch die Sicherheit eine Rolle. Häufig erlebe ich in der Beratung, dass das Familienbett zwar eine denkbare Option ist, die Skepsis aufgrund der allgemeingültigen Empfehlungen jedoch überwiegt. Und so quälen sich viele Eltern durch die ersten Monate beziehungsweise Jahre, weil im Krankenhaus oder in der Kinderarztpraxis das Schlafen in getrennten Betten empfohlen wurde. Was aber, wenn dir die Sache mit dem Beistellbett nicht passt? Was, wenn es deinem Baby nicht passt?
Dann kann unter bestimmten Voraussetzungen auch das Familienbett sicher sein. Wenn man bedenkt, dass viele Eltern ihre Babys sowieso zu sich ins Bett holen, dann ist es mir wichtig, dass sie das so sicher wie möglich tun. Deswegen ist es mir ein Anliegen, sowohl die Sicherheitsaspekte für das Co-Sleeping in getrennten Betten als auch diejenigen für das Bedsharing vorzustellen. Du darfst dann für eure Familie abwägen, ob die Rahmenbedingungen für die verschiedenen Konzepte passen oder passend gemacht werden können.

Plötzlicher Kindstod

Warum eigentlich diese ständige große Debatte rund um den richtigen Schlafplatz? Ursache ist der Schutz der Babys – und zwar vor dem plötzlichen Kindstod (Sudden Infant Death Syndrom; SIDS). Das SIDS beschreibt, dass ein Säugling oder Kleinkind unerwartet verstirbt, ohne dass später eine eindeutige Todesursache nachgewiesen werden kann. Am häufigsten kommt SIDS im ersten Lebensjahr vor, wobei der Gipfel je nach Studien im Alter von zwei bis sechs Monaten liegt. Es zeigte sich bis dato, dass die meisten Kinder während des nächtlichen Schlafes versterben. Die Häufigkeit von SIDS hat sich hierzulande in den letzten Jahrzehnten stark reduziert: Waren es vor dreißig Jahren noch 25 von 10.000 Kindern, sind es heute zwei bis fünf von 10.000 Kindern, die auf diese unerklärliche Weise versterben. Die genaue Ursache von SIDS wird bis heute in der Fachwelt diskutiert. Für unser Thema ist nun wichtig, dass bestimmte Risikofaktoren für den plötzlichen Kindstod bekannt **UND** vermeidbar sind.[19]

INFO
Allgemeine Sicherheitsempfehlungen

Die deutsche Gesellschaft für Kinder- und Jugendmedizin e. V. beschreibt verschiedene Maßnahmen, die maßgeblich zur Risikominimierung des plötzlichen Kindstodes beitragen.[20] Hierbei handelt es sich um eine Zusammenfassung der wichtigsten Aspekte. Bitte informiere dich umfassend selbst zur Sicherheit von Baby- und Kleinkindschlaf. Du kannst gern die zur Verfügung gestellten Quellen nutzen.

- Das Baby zum Schlafen auf den Rücken legen, solange es sich nicht von selbst hin und her drehen kann.
- Das Baby in einem Schlafsack hinlegen und Bettdecken, Kissen sowie Kuscheltiere, die Mund und Nase bedecken könnten, entfernen. Beim Schlafsack auf die richtige Größe achten und sich bei Unsicherheiten hierzu beraten lassen.
- Das Baby sollte in einem eigenen Bett schlafen.
- Die Räumlichkeiten sollten möglichst nicht beheizt werden, eine Temperatur von unter 20 Grad wird in den Herbst- und Wintermonaten empfohlen.
- Für eine rauchfreie Umgebung sorgen (auch aktives und passives Rauchen während der Schwangerschaft gelten als Risiko). Neben dem Rauchen sind auch Alkohol- und Substanzmissbrauch Risikofaktoren.
- Stillen und der Gebrauch des Schnullers sind Schutzfaktoren und senken das Risiko.
- Regelimpfungen werden empfohlen.

Wenn du nun den Wunsch hast, nicht nur das Zimmer, sondern auch das Bett mit deinem Baby oder Kleinkind zu teilen, dann möchte ich dir hierfür noch folgende Information an die Hand geben. Viele Jahre wurde kommuniziert, dass das Teilen einer Schlaffläche, also Bedsharing, einen Risikofaktor für SIDS darstellt. Einig waren und sind sich

die Wissenschaftler und Wissenschaftlerinnen hierbei allerdings nicht. Es gibt Studien, die Bedsharing als Risikofaktor bestätigen, und zahlreiche, die das widerlegen.
Immer mehr kristallisiert sich bezüglich des gemeinsamen Schlafens ein Konsens heraus, der wie folgt beschrieben werden kann: »Das gemeinsame Schlafen im Elternbett (Bedsharing) ist unter sicheren Voraussetzungen und bei Fehlen von Risikofaktoren nicht riskanter als andere Schlafsituationen. In einer unsicheren Schlafumgebung erhöht es jedoch das Risiko, weshalb es auf das **WIE** ankommt.«[21]

Sicherheit beim Co-Sleeping und Bedsharing

Was sind demnach sichere Voraussetzungen? Hier findest du eine zusammengefasste Checkliste zum Schlafen im Bedsharing nach der WHO/UNICEF-Initiative **»BABYFREUNDLICH«**, den Empfehlungen der Academy of Brestfeeding Medicine und den Sicherheitsempfehlungen, veröffentlicht von 1001kindernacht® [22]. Bitte erkundige dich vor dem Bedsharing auf den empfohlenen Seiten ausführlich über Risiko- und Schutzfaktoren.

» Schlaf auf dem Rücken.
» Zum Kind gewandt schlafen (C-Position; siehe S. 159).
» Zimmertemperatur 16 bis 18 Grad.
» Genügend Platz bereitstellen, 90 Zentimeter für jede Person.
» Kein Alkohol-, Drogen- oder Zigarettenkonsum, keine Medikamente, die den Schlaf beeinflussen, zum Beispiel Schlafmittel.
» Eltern sind weder krank noch übermüdet.
» Feste Matratze, keine Kissen, Decken, Plüschtiere, kein Wasserbett oder Sofa.
» Das Kind schläft im Schlafsack oder in angemessen warmer Kleidung.
» Rauchfreie Umgebung.
» Stillen ist ein Schutzfaktor, alternativ Schnuller und in den ersten Monaten Beistellbett nutzen.
» Wenn ein Elternteil raucht, sollte es nicht in einem Zimmer mit dem Baby schlafen.
» Keine Kopfbedeckung für das Baby.

- » Das Bett ist gegen das Rausfallen gesichert, alternativ Beistellbett.
- » Das Baby liegt neben der Mama, nicht zwischen den Eltern.
- » Geschwister schlafen getrennt oder die Mutter schläft dazwischen.
- » Haustiere schlafen separat.
- » Frühgeborene Kinder sollten auf einer separaten Fläche schlafen; Zwillinge dürfen zusammen eine Fläche teilen.
- » Nicht unbeaufsichtigt im Elternbett liegen.

Schlafen ohne Mama

Die Themen Bindung und Sicherheit spielen für Kind und Eltern auch eine Rolle, wenn es darum geht, erstmalig von jemand anderem als der Hauptbezugsperson (das ist meistens immer noch die Mama) in den Schlaf begleitet zu werden. Hauptsächlich erreichen mich zu diesem Thema Beratungsanfragen, weil die Familien sich wünschen, dass der Partner, die Partnerin (oder die Großeltern) nun in das Thema Schlaf miteinbezogen werden sollen, um die Mutter zu entlasten oder ihr mehr Freiräume zu verschaffen. Zudem spielt dieses Thema für Familien eine Rolle, die ihr Kind in einer Krippe oder bei der Tagesmutter betreuen lassen und sich fragen, wie das Kind dort ohne die Hauptbezugspersonen schlafen kann.
Leider habe ich in den letzten Jahren erlebt, dass von Seiten der Betreuungseinrichtungen oder Tageseltern Druck auf die Eltern ausgeübt wurde, bisherige Schlafrituale oder Gewohnheiten zu verändern, bevor das Kind in die Betreuung kommt. Nicht selten haben Mütter im Vertrauen auf die Empfehlungen der Experten und Expertinnen abgestillt oder das Kind von Schnuller oder Tragetuch entwöhnt, obwohl dies eigentlich nicht nötig gewesen wäre. Dies ist also ein Thema mit besonderer Tragweite und liegt mir daher sehr am Herzen.

Voraussetzung für die Schlafbegleitung ist eine sichere Bindung

Grundsätzlich gilt, dass es jeder Person möglich ist, dein Kind in den Schlaf zu begleiten, wenn diese Person eine Bezugsperson deines Kindes ist – sprich, wenn zwischen den beiden eine sichere Bindung besteht. Nur dann wird dem Kind die nötige Sicherheit zur Verfügung stehen, um sich entspannen zu können. Ansonsten – denk hier mal an

die Bindungswippe von S. 52! – bleiben die Alarmsysteme aktiv und das Kind wird Bindungsverhalten zeigen. Wenn keine Bindungsperson anwesend ist, um das Kind zu beruhigen, bekommt es Angst.
Hieraus können wir schlussfolgern, dass zunächst eine Beziehung beziehungsweise Bindung aufgebaut werden sollte. Dies ist beim Papa oder einer anderen Bezugsperson wie Oma und Opa vermutlich schon der Fall, doch falls nicht, sollten die beteiligten Personen erst einmal Zeit mit dem Kind verbringen und zuverlässige so wie feinfühlige »Bedürfniserfüller und Bedürfniserfüllerinnen« werden. Dies ist die Basis für eine sichere Schlafbegleitung.
Nun bist du dir sicher, dass dein Partner (nehmen wir diesen als Beispiel, denn das kommt tatsächlich am häufigsten vor) eine Bindung zu eurem Kind aufgebaut hat, trotzdem sind bisher alle Versuche gescheitert, dass der Papa das Baby oder Kleinkind zum Schlafen bringt. Das Kind weint und kann sich nicht beruhigen, sodass ihr die Versuche abgebrochen habt. Nicht selten sind die Papas traurig oder entmutigt und fühlen sich vom eigenen Kind abgelehnt.

Lieber Papa: nur Mut!

Hier möchte ich dir als Papa zunächst Mut machen: Es liegt nicht an dir oder daran, dass du etwas falsch gemacht hast! Auch lehnt euer

FAQ Getrennt schlafen – geht das?

Können wir auch in getrennten Betten und Zimmern schlafen?

Ich kann diese Frage gut nachempfinden, denn auch wenn dir die Vorzüge des Co-Sleepings oder gar Bedsharings nun bekannt sind, kann es sein, dass du diese Form des Schlafens ablehnst oder dass dein Kind allein besser schläft. Du wirst sicherlich deinen Grund dafür haben, weshalb du diese Frage stellst.

Nun, die Antwort darauf ist: Es kommt drauf an. Wichtig finde ich hier die Karten offen auf den Tisch zu legen. Nicht vor mir, sondern vor dir selbst oder gegebenenfalls vor dem Partner oder

der Partnerin. Was in dir ist es, das Co-Sleeping oder Bedsharing ablehnt, was stört dich konkret? Geht es um Sorgen oder Ängste, die die Entwicklung deines Kindes betreffen? Hast du die Hoffnung, dass dein Kind dadurch länger am Stück schläft? Geht es um die Sicherheit oder stehen gar Konflikte zwischen euch als Eltern im Raum? Hast du selbst vielleicht Schwierigkeiten mit der Nähe oder dem Körperkontakt oder kommst nicht zur Ruhe, wenn dein Kind bei dir schläft? Vielleicht hilft es schon, dir diese Fragen zu stellen und gezielt nach Antworten und Information zu suchen oder dich bei Bedarf von Experten und Expertinnen beraten zu lassen.

Zu den Fakten: Wenn dein Kind jünger als ein Jahr ist, kann ich dir das Schlafen in getrennten Zimmern unter Sicherheitsaspekten nicht empfehlen. Wenn dir das Bedsharing zu nah oder zu unsicher ist, würde ich auf ein separates Bett in deiner Nähe setzen und prüfen, ob diese Distanz für dein Baby passt. Es kann sein, dass es deinem Baby zu weit weg ist und ihr eher ein Beistellbett braucht. Wenn dein Baby in einem separaten Bett besser schläft, ist es völlig in Ordnung so. Bedsharing ist keine Verpflichtung!

Wenn dein Baby schon etwas älter ist und du sein Nähebedürfnis nicht erfüllen kannst, könnte dies vielleicht dein Partner, deine Partnerin übernehmen. Nach dem ersten Lebensjahr wäre es möglich, dass dein Kind in einem eigenen Zimmer schläft oder, wenn vorhanden, zusammen mit Geschwistern. Es könnte allerdings sein, dass dieses Vorhaben auf Seiten deines Babys nicht gerade auf Begeisterung trifft. Informiere dich ab S. 103, wie du dein Kind auf das selbstständige Schlafen vorbereiten kannst und welche Tools dir bei der Umsetzung helfen könnten.

Wenn du unter Beachtung der Sicherheitshinweise deine Gedanken und Gefühle zu diesem Thema sortiert hast und weiterhin zu dem Entschluss kommst, dass Co-Sleeping nichts für euch ist, dann steht dir natürlich die Entscheidung offen, eine andere Schlafsituation für eure Familie zu gestalten.

Kind dich nicht ab, es bevorzugt lediglich seine Hauptbezugsperson. Die Person, bei der es sich am sichersten fühlt.
Aber warum fühlt es sich denn bei dir nicht sicher? Na, ganz einfach: Es weiß noch gar nicht, dass Väter das Ding mit der Einschlafbegleitung auch beherrschen und dass es dir dabei vertrauen kann. Stell dir vor, ein Kind ist noch nie in seinem Leben mit einer anderen Person eingeschlafen als mit der Mama. Woher soll es wissen, dass es mit dem Papa auch geht? Es ist nun ein Teil deiner »Bringschuld«, eurem Kind zu beweisen, dass es auch in dieser neuen Konstellation klappt. Aber wie soll dieser Beweis aussehen? Da kommt es darauf an: Wie alt ist das Kind? Kann es schon sprechen und sich mitteilen? Wie ist es bisher mit der Mama eingeschlafen? Welche Routinen und Gewohnheiten kennt es? Wird es noch gestillt? Wie ist seine Persönlichkeit? Wie ist die Persönlichkeit des Papas? Ich glaube, die Liste könnte noch lang sein, daher stellen wir fest – es ist wie immer höchst individuell. Doch lass mich trotzdem einen Vorschlag machen, wie eine Annäherung an das Thema gelingen kann. Am Ende kennst du dein Kind am besten und entscheidest, welche Elemente du dir herauspickst.
Starte damit, dich mit deiner Partnerin in Ruhe über eure Gedanken und Erfahrungen in der Einschlafbegleitung auszutauschen und dich mit ihr auf ein gemeinsames Vorgehen zu einigen. Vereinbare auch, wie ihr miteinander kommuniziert, wenn der Versuch abgebrochen werden soll. Wenn euer Kind bei den bisherigen Versuchen starke Trennungsangst gezeigt hat, starte nicht gleich mit dem Nachtschlaf.

QUICKTIPP
Wer entscheidet, ob abgebrochen wird?

Ich bin der Meinung, dass die Person, die das Kind in den Schlaf begleitet, entscheiden sollte, denn sie trägt in dem Moment die Verantwortung für das Kind und für sich selbst. Ihr könnt zum Beispiel vereinbaren, dass der zuständige Elternteil anruft, wenn er Hilfe benötigt, und der Partner, die Partnerin zurückkommt.

Abends ist es dunkel, die Trennung bis zum nächsten Morgen ist lang und das Bindungsverhalten besonders aktiv. Zudem sind die Energiereserven verbraucht, sodass nicht der richtige Zeitpunkt für Experimente ist. Versuch es wenn möglich also bei einem Tagschläfchen.

Einschlafbegleitung als gemeinsames Projekt: So geht es konkret

Oftmals berichten mir Eltern, dass die Hauptbezugsperson für das Kind sehr präsent bleibt, auch wenn der zweite Elternteil die Einschalfbegleitung übernehmen möchte. Zum Beispiel dadurch, dass die Hauptbezugsperson noch das Ritual begleitet und sich dann hinter der Schlafzimmertür bereithält, um im »Notfall« einzugreifen. Wenn wir ehrlich sind, ist das ein bisschen so, als würde man dem Pferd die Möhre vor die Nase halten, aber nicht geben, oder? Das Kind sieht die Mama, es weiß, dass sie da ist, aber es bekommt seine Hauptbezugsperson nicht, obwohl es sich ihre Anwesenheit wünscht.

Da Schlaf eine Trennung ist, schlage ich vor, ihn auch als solche zu behandeln. Dies beinhaltet, dass die Mama sich von ihrem Kind verabschiedet (nicht wegschleicht) und dem Papa das Ruder überlässt. Falls du sehr unsicher mit der neuen Situation bist, würde sich fürs Erste ein Spaziergang oder eine Verabredung in der Nähe anbieten. Verabschiede dich mit etwas zeitlichem Puffer, also nicht erst, wenn das Kind schon total müde ist und nach der Mama verlangt, sondern wenn es noch wach und zufrieden ist. So hat der Papa die Möglichkeit, noch etwas zu spielen und sich so als fürsorgliche Bezugsperson zu zeigen, bevor er das Abendritual einleitet.

Ist es dann so weit und das Kind wird müde, kann das besprochene Einschlafritual eingeleitet werden. Wenn das Kind bis dato noch in den Schlaf gestillt wurde, hat der Papa es natürlich etwas schwerer, da er diesen Service nicht bieten kann. Dennoch ist auch in diesem Fall eine Einschlafbegleitung möglich. Vielleicht akzeptiert das Kind mit der Zeit abgepumpte Muttermilch beziehungsweise Pre-Nahrung oder lässt sich durch den Körperkontakt mit dem Papa aufs Schlafen ein.

Wir stellen uns also vor, der Papa geht mit dem Kind in den Schlafraum, hält es ein wenig im Arm oder wiegt es, bis das Kind immer müde wird und sein Köpfchen an die Brust lehnt. Jetzt wäre ein guter

Zeitpunkt, sich gemeinsam hinzulegen und zuzuschauen, wie das Kind im Körperkontakt einschläft.

»Nicht mit meinem Kind!«, werden einige denken. Ja, es kann sein, dass das Kind trotz feinfühliger Begleitung durch den Papa zu weinen beginnt und Trennungsangst oder Unbehagen vor der neuen Situation verspürt. Aber: Das wäre eine völlig normale und gesunde Reaktion und kein Grund, das Vorhaben abzubrechen. Hierin liegt die Chance für den Papa, sich als wichtige Bezugsperson hervorzutun, denn die Aufgabe einer solchen ist es ja auch, in schwierigen Situationen ein sicherer Hafen zu sein, das heißt in dem Fall zu trösten. Haben Papa und Kind diese Aufgabe erst gemeistert und das Kind schläft ein, ist ein wichtiger Schritt getan. Nun heißt es, dranzubleiben und das Neue zu einer Gewohnheit, zu etwas ganz Normalem werden zu lassen.

»Nicht mit meinem Kind!«, könntest du jetzt wieder denken. Und ja, es gibt Kinder, die sehr ausdauernd für ihre Wünsche einstehen und ihren Unmut und ihr Unbehagen sehr lange und laut äußern. Sagen wir es, wie es ist: Sie schreien und sind untröstlich. Auch hier ist der Papa gefragt. Wie fühlt er sich in dieser Situation? Kann er selbst noch ruhig bleiben, um das Kind zu beruhigen? Falls nein, ist es okay, die Situation aufzulösen und es zu einem anderen Zeitpunkt erneut zu versuchen. Manchmal dauert es ein bisschen, bis sich alle Beteiligten aufeinander eingrooven.

Falls du als Papa weiterhin bereit bist, es zu versuchen, und dein Kind stark weint, würde ich als Erstes kurz den Schlafraum verlassen, um den Druck aus der Sache zu nehmen. Biete dem Kind etwas zu trinken oder zu essen an und/oder versuche, es anderweitig abzulenken und zu beruhigen. Es ist nicht wichtig, dass es beim ersten Mal schnell oder reibungslos klappt, es ist wichtig, dass du dich als zuverlässige und kompetente Bezugsperson beim Einschlafen präsentierst. Du könntest das Kind nun zum Beispiel auch in die Trage nehmen, es mit dem Kinderwagen spazieren fahren oder nach dem Beruhigen einen neuen Versuch starten. Du darfst gern kreativ werden: Wie wäre es mit Musik und einem gemeinsamen Tanz? Beim ersten Mal ist alles erlaubt.

Du als Papa wirst merken, dass es mit jedem Mal leichter und entspannter wird, dein Kind in den Schlaf zu begleiten, denn mit der Zeit

---

CHECKLISTE
Schlaf in der KiTa

- Die Bezugsperson hat eine Bindung mit dem Kind aufgebaut, das Kind nutzt die Fachkräfte als »sicheren Hafen« und lässt sich von ihnen trösten.
- Alle Grundbedürfnisse (Hunger, Durst etc.) sind erfüllt.
- Es gibt Verständnis für Trennungsangst und Unbehagen.
- Es wird Hilfe bei der Regulation angeboten, zum Beispiel durch emotionale und/oder physische Nähe.
- Schlafen nach Bedarf ist möglich.
- Eltern werden nicht zu übereiltem Abstillen beziehungsweise Veränderungen der häuslichen Schlafsituation gedrängt.

---

wirst du immer sicherer und auch dein Kind kann sich leichter entspannen: Es hat gelernt, dass das Einschlafen auch mit dir ganz sicher und entspannt ist. Um diese Beziehung zu stabilisieren, wäre es von Vorteil, wenn du die Begleitung in den Schlaf nun regelmäßig übernimmst. Mit jedem Mal wird es zu etwas ganz Normalem.

Schlafen in Krippe, KiTa und Co.

Was für den Papa gilt, gilt grundsätzlich auch für das Schlafen in der Krippe. Kinder können früh unterscheiden, was die jeweilige Bezugsperson zu bieten hat und was eher nicht zu ihrem Repertoire gehört. Deshalb ist es nicht nötig, vor Beginn der außerhäuslichen Betreuung abzustillen oder die Gewohnheiten zu verändern. Im Gegenteil kann es für das Kind eine emotionale Stütze sein, bei all den neuen Eindrücken und der Trennung von den Eltern zu Hause gewohnte Abläufe und Routinen vorzufinden. Zudem bietet eine Betreuung von mehreren Kindern einen entscheidenden Vorteil: Es sind immer mehrere Kinder anwesend, die gemeinsam schlafen. Den meisten Kindern, man könnte sie als »Herdentiere« bezeichnen, reicht diese Gemeinschaft in Verbindung mit einer zuverlässigen Bezugsperson aus, um auch in der Krippe oder bei der Tagesmutter einschlafen zu können.

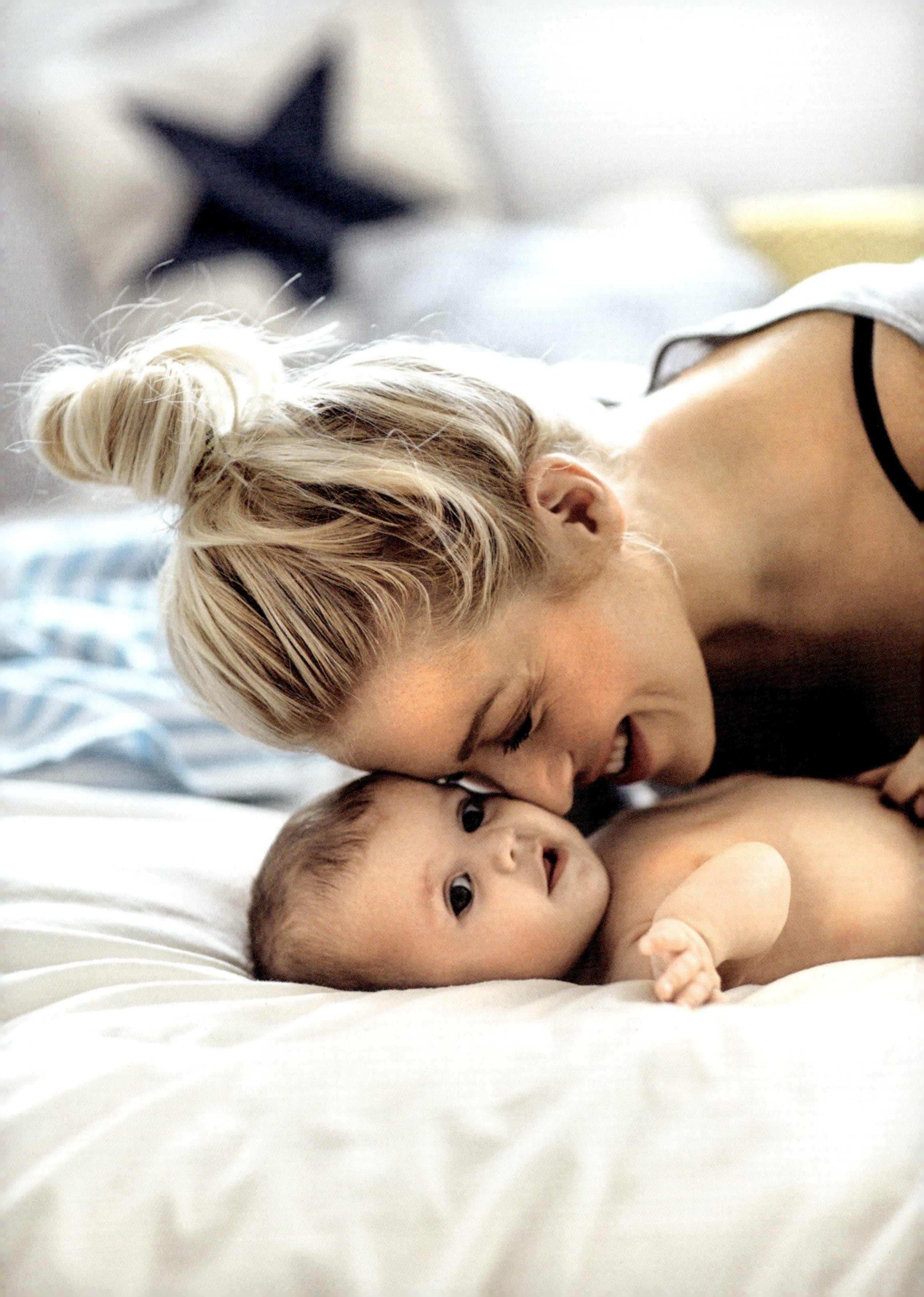

4

Immer positiv bleiben!

SCHLAFEN »LERNEN«

Lernerfahrungen beeinflussen das Schlafverhalten unserer Kinder. Ihr Blick auf die Welt wird maßgeblich davon geprägt, wie sie ihren Alltag erleben: Wenn Schlafen schön und angenehm ist, fällt der Abschied am Abend nur noch halb so schwer.

SCHLAFEN ALS LERNFELD

In einem praktischen Buch zum Thema Schlaf kommen wir nicht umhin, über das Thema Lernen und Gewohnheiten zu sprechen. Warum die Beachtung von Lernerfahrungen meiner Meinung nach so wichtig ist, erkläre ich dir in diesem Kapitel.

Die Reife des Kindes, erfüllte Bedürfnisse, eine sichere Bindung und Schlafen entsprechend dem persönlichen Bedarf sind sehr wichtige Faktoren, die den Schlaf deines Kindes beeinflussen. Doch das ist bei Weitem noch nicht alles. Auch Lernerfahrungen prägen das Verhalten rund um den Schlaf. Hier gibt es in den ersten Lebensjahren ziemlich viel zu lernen: Wie ist unser Tag-Nacht-Rhythmus? Was passiert, bevor es ins Bett geht? Wie geht Einschlafen? Wie sind Mama und Papa so drauf, bevor es ins Bett geht? Wie fühlt es sich für mich an, ein- und weiterzuschlafen? Welche Gefühle und Gedanken habe ich dabei? Das alles sind Lernprozesse, die über viele Situationen, Monate und Jahre hinweg im kindlichen Gehirn zu einem Konzept werden. Ein Konzept darüber, wie und was genau Schlafen eigentlich ist. Und dieses Konzept kann tausend Facetten haben.

Max und Moritz

Max (acht Monate) wird von seinen Eltern am Abend gewaschen und umgezogen. Gemeinsam singen die Eltern ein Gutenachtlied. Anschließend wird Max von der Mutter gefüttert und manchmal schläft er dabei schon ein. Falls nicht, nimmt sie ihn ins Tragetuch und tanzt ein wenig durch das Zimmer. Relativ bald schläft er dann eng an sie geschmiegt ein. Das machen die beiden schon viele Monate so.

Moritz (neun Monate) wird ebenfalls am Abend gewickelt, umgezogen und anschließend noch mal gestillt und mit einem Gutenachtkuss verabschiedet. Meistens schläft er beim Trinken nicht ein und wuselt noch ziemlich lange durch das Bett, bevor er anfängt zu weinen. Die Mama versucht ihn vergeblich zu beruhigen und nimmt ihn schließlich auf den Arm. Er wehrt sich dort förmlich gegen das Einschlafen und protestiert. Irgendwann überwiegt die Müdigkeit und er schläft auf dem Arm der Mutter ein. Die Mutter ist mittlerweile sehr genervt von dem abendlichen Ablauf und geht mit einem mulmigen Gefühl in das Einschlafritual.

Frag dich mal: Welche Lernerfahrungen machen die beiden Jungen? Welche Konzepte von Schlaf könnten sie bereits verinnerlicht haben? Sehr schön ist es natürlich, so früh wie möglich positive Lernerfahrungen zu sammeln, aber wir wissen ja alle, dass das Leben nicht immer so berechenbar ist. Darum gräm dich nicht, falls du dich im Beispiel von Moritz wiederfindest. Zum Glück ist das menschliche Gehirn und insbesondere das unserer Kinder sehr plastisch, das bedeutet, es kann neue Dinge erlernen, neue Konzepte etablieren, zuvor Gelerntes »löschen« oder in den Hintergrund treten lassen. Lass uns doch gleich heute damit beginnen. Die richtige Zeit, neu anzufangen, ist **JETZT**.

Wie funktioniert Lernen?

Noch heute wird den frühen Lerntheorien in der praktischen psychotherapeutischen Tätigkeit eine hohe Bedeutung beigemessen. Die meisten ursprünglichen Schlaftrainings beziehen sich ebenfalls auf die Theorie des klassischen und operanten Konditionierens. Doch bevor wir dazu kommen, starten wir zunächst beim Neugeborenen.

In Kapitel 3 (siehe ab S. 45) habe ich beschrieben, dass Kinder, deren Bindungsbedürfnisse befriedigt sind, explorieren wollen. Sie wollen die Welt entdecken, lernen und begreifen. Diese Motivation ist hoch ausgeprägt und bereits bei Neugeborenen aktiv. Du wirst sogleich erkennen, dass unsere Babys schon in einem sehr frühen Alter auch auf dem Feld des Lernens sehr kompetente Wesen sind. Bereits mit wenigen Tagen können sich Babys an neue Reize, zum Beispiel Mobiles, gewöhnen, wenn ihnen diese wiederholt präsentiert werden (Habituationslernen). Das Mobile ist dann irgendwann nicht mehr so interessant, es wird weniger lange bestaunt und irgendwann schließlich langweilig. Das Interesse und die Aufmerksamkeit steigen dann wieder, wenn neue Reize angeboten werden.

Auch können Säuglinge mit wenigen Monaten bereits Ursache-Wirkungs-Zusammenhänge erlernen (Kontingenzlernen) wie beispielsweise, dass ihr Strampeln das Mobile zum Wackeln bringt. Das fand zum Beispiel meine Tochter immer besonders toll und brachte ihr Seepferdchen-Mobile mit den kleinen Füßen zum Kreisen.
Besonders wichtig wird im Zusammenhang mit dem Schlaf für uns das Assoziationslernen (Verbindungslernen). Du kennst es vielleicht durch die bekannten Worte »Schlafbrücke« und »Einschlafassoziation«. Das Assoziationslernen beschreibt, dass Säuglinge bereits mit wenigen Monaten Zusammenhänge zwischen Ereignissen herstellen können, die zeitlich nah beieinanderliegen. Als sicherlich bekannteste Einschlafassoziation gilt das »Einschlafstillen«. Ich setzte das bewusst in Anführungszeichen und gehe zu einem späteren Zeitpunkt näher darauf ein, weshalb das Einschlafstillen nicht immer gleich eine Einschlafassoziation sein muss (siehe ab S. 158).
Zurück zum Lernen: Es werden also Ereignisse miteinander verknüpft wie das Saugen im Bett an der Brust beziehungsweise an der Flasche und das Einschlafen. Wenn ein Baby diesen zeitlichen Zusammenhang erkannt hat, wird es beim Hinlegen ins Bett die Erwartung entwickeln, zum Einschlafen an der Flasche oder Brust zu saugen. Eine Assoziation kann theoriegemäß zum Beispiel durch klassische oder operante Konditionierung entstehen.

Klassische Konditionierung

Das klassische Konditionieren bedient sich einer bereits vorhandenen Verknüpfung zwischen einem Reiz und einer Reaktion. Das bekannteste Beispiel ist sicherlich der Hund, der zu sabbern beginnt, wenn man ihm sein Fressen gibt. Man könnte auch das Beispiel des Babys nehmen, das zu saugen beginnt, wenn man ihm die Brust oder das Fläschchen anbietet. Das wäre die natürliche Verknüpfung, eine Verbindung, die nicht erst gelernt werden muss, sondern »in unserem genetischen Programm« verankert ist, wie der Saugreflex des Neugeborenen oder eine Schreckreaktion bei einem lauten Geräusch.
Würde nun die Mutter vor jedem Stillen oder Füttern ein bestimmtes Lied singen und einige Zeit abwarten, dann würde irgendwann das

Lied allein wahrscheinlich die Saugreaktion auslösen. Die Melodie ist dann zu einem konditionierten Reiz geworden. Das musst du nun bitte nicht unbedingt an deinem Baby ausprobieren! Es reicht vollkommen, wenn du es in der Theorie verstanden hast.
Bezogen auf den Schlaf könnte Folgendes zu einer konditionierten Reaktion führen: Beim Schlafengehen eskaliert die Situation dermaßen, dass ein Elternteil furchtbar laut wird oder einen Gegenstand auf den Boden knallt. Der Lärm löst beim Baby automatisch eine Schreckreaktion aus, es bekommt Angst und zuckt zusammen. Dieses Ereignis kann für das Baby so einprägsam sein oder bei Wiederholung so einprägsam werden, dass das Betreten des Schlafzimmers zu Angst und dementsprechend zu Bindungsverhalten führt.

Operante Konditionierung

Beim operanten Konditionieren ist diese natürliche Verknüpfung zwischen einem Reiz und der Reaktion noch nicht vorhanden. Sie entsteht, wenn das Verhalten nach der Reaktion mehr oder weniger zufällig verstärkt wird. Dein Baby sitzt auf seiner Krabbeldecke und stapelt erstmalig zwei Bauklötze aufeinander. Du bemerkst dies und bist stolz und begeistert. Vielleicht lachst du dein Baby an und sagst so was wie: »Wow, hast du da zwei Klötze gestapelt, das ist ja priiiiimaaaa.« Du hast in dem Moment dein Baby positiv verstärkt, also gelobt. Die Wahrscheinlichkeit, dass dein Baby nun noch mal versuchen wird, diese Klötze zu stapeln, erhöht sich hierdurch, denn die Freude und das Leuchten in deinen Augen möchte es natürlich gleich noch einmal hervorlocken.
Im Kontext Schlaf wäre eine operante Konditionierung in vielen verschiedenen Szenarien denkbar. Sehr bekannt ist dieses Beispiel: Das Abendritual wird durchgeführt, das Kind putzt sich die Zähne, zieht ohne zu motzen den Schlafanzug an und legt sich ins Bett. Du bist hellauf begeistert, lobst das Kind für sein braves Verhalten und zur Belohnung gibt es eine Vorlesegeschichte mehr. Du hast dein Kind positiv verstärkt, sprich operant konditioniert.
Und auch dieses Beispiel kennt der eine oder die andere aus der Praxis: Das Kind macht schon beim Zähneputzen nicht mit, protestiert,

läuft weg, möchte sich den Pyjama nicht anziehen lassen und hüpft auch noch auf dem Bett herum. Du wirst wütend und schimpfst: »Du benimmst dich heute total daneben, ich habe keine Lust mehr auf dieses Affentheater.« Auch hier hast du dein Kind operant konditioniert, und zwar bestraft, indem du das Verhalten des Kinds abgewertet hast. Bestrafen geht auch anders, unsere Generation wird es kennen: »Du hast Fernsehverbot!« Hier wird eine positive Aktivität weggenommen. Ganz schwierig und leider hochwirksam ist für Babys und Kleinkinder diese Art der Bestrafung in Form von Liebesentzug. Babys- und Kleinkinder sind auf unsere Fürsorge angewiesen, das ist fest in ihren Köpfen, in ihrem Programm, verankert. Sie bekommen Angst und Panik, wenn wir ihnen drohen, sie zu verlassen, sie wegzuschicken oder nie wieder mit ihnen zu sprechen.
Das sind nun sicher extreme Beispiele, doch ich bin mir sehr sicher, dass sie vorkommen und benutzt werden. Gerade beim Zubettgehen eskaliert die Situation aufgrund von Müdigkeit und Erschöpfung regelmäßig und gerade dann, wenn unsere Ressourcen erschöpft sind und wir nicht mehr denken, sondern nur noch funktionieren, greifen wir zu Praktiken, die wir nicht mögen und doch aus unserer eigenen Kindheit in uns tragen. Sehr schnell rutscht dann doch das »Leg dich hin, sonst gehe ich weg und du musst allein schlafen« raus. Hochwirksam und effizient für den Moment, doch langfristig wird das Schlafen beziehungsweise das Alleineinschlafen zur Strafe.
Zum operanten Konditionieren gehört abschließend die **LÖSCHUNG** (Extinktion). Dabei geht die Theorie davon aus, dass ein Verhalten gelöscht wird, wenn die Verstärkung über einen längeren Zeitraum ausbleibt. Ein Baby hört irgendwann auf, zu weinen und nach seinen Eltern zu rufen, wenn diese darauf nicht reagieren. Es hat gelernt, dass das Rufen und Weinen an dieser Stelle (leider!!!) nichts bringt. Ich gehe auf diese Art des Einschlafens genauer ab S. 110 ein.

Beobachtungslernen

»Du kannst erziehen, so viel du willst, am Ende machen sie dir ja doch alles nach.« Ich liebe diesen Satz, weil er ausdrückt, welche Kraft das Beobachtungslernen hat. Gerade Menschenkinder lernen unheimlich

PRAXIS-ÜBUNG
Zeit für ein Experiment

Lege dich ins Bett. Dein Partner, deine Partnerin legt sich neben dich beziehungsweise beugt sich über dich und guckt dir ins Gesicht, mit offenen Augen. Versuche mal, dabei einzuschlafen, und spüre, wie du dich dabei fühlst, wenn dir dies nicht gelingt und dein Partner, deine Partnerin langsam ungeduldig wird. Was, wenn er, sie nun auch noch beginnt, Druck zu machen und sagt: »Schlaf doch endlich ein!«? Und am Ende schimpft er, sie dich auch noch aus: »Du schläfst ja immer noch nicht, ich habe keine Lust mehr, ich gehe jetzt weg.«

Puh, also ich könnte nach so einer Energie und nach so einem Streit vor Kummer die Augen nicht zukriegen. Und wie ist dein Resümee? Was kannst du aus diesem Beispiel für die Einschlafbegleitung deines Kindes mitnehmen?

viel durch Beobachtung und **NACHAHMUNG** (Lernen am Modell). Wenn das, was du sagst oder von deinem Kind erwartest, nicht zu dem passt, was du tust oder wie du handelst, wird sich das Kind tendenziell an der Handlung orientieren.
Ein super Beispiel für das »Lernen am Modell« kenne ich aus meiner Beratungspraxis. Ich nenne es »in den Schlaf starren«. Dabei versuchen Eltern, ihre Kinder regelmäßig in den Schlaf zu starren, und sind dabei ziemlich angespannt. Innerlich explodieren sie förmlich – und das Einschlafen? Das zieht sich Abend für Abend wie Kaugummi.

Ein positives Schlafkonzept etablieren

Daraus abgeleitet habe ich drei Sätze herausgearbeitet, die das Einführen eines positiv besetzten Schlafkonzeptes ermöglichen. Bedenke: Eine Veränderung ist immer möglich, Fehler passieren und wir dürfen jederzeit einen neuen Weg für uns und unsere Familie einschlagen. Es kostet nachträglich vielleicht mehr Kraft, doch es wird funktionieren.

Schlafen ist sicher

Schlafen sollte mit körperlicher und emotionaler Sicherheit einhergehen. Müde Babys aktivieren ihr Bindungssystem und suchen Schutz und Geborgenheit bei ihren Eltern. Biete deinem Kind entsprechend seinem Bedürfnis den notwendigen Schutz durch körperliche und/ oder emotionale Nähe. Versuche, eine angenehme Atmosphäre zu schaffen, und biete ein kleines Ritual an, um den Abend und somit die Nacht vorhersehbar zu gestalten. Wenn dein Baby nach dir ruft, kümmere dich und warte weder drei noch sieben Minuten, nur weil es irgendwo steht oder es irgendjemand so empfiehlt.
Zahle lieber jetzt etwas mehr auf das Sicherheitskonto ein und heb später davon ab. Jetzt hast du die Möglichkeit, einen Samen zu säen und später die Früchte zu ernten. Hierzu gehört auch, dass du Ängste und Sorgen rund um das Einschlafen und Schlafen ernst nimmst. Das können bei Kleinkindern Albträume oder Ängste vor Monstern sein und bei Babys die Angst, verlassen zu werden. Niemals solltest du deinem Kind absichtlich Angst machen. Weder durch Horrorgeschichten noch durch Handlungen wie es allein zu lassen, um eine Erziehungsstrategie durchzusetzen. Schlafen ist ein sicherer Raum. Viele positive und sichere Erfahrungen mit dem Einschlafen werden das Kind zum passenden Zeitpunkt unterstützen, selbstständig zu werden, denn es hat das Konzept »Schlafen ist sicher« verinnerlicht.

Schlafen heißt, sich wohl zu fühlen

Schlafen wird mit positiven Assoziationen verknüpft, wenn sich unsere Kinder hierbei sicher und wohl fühlen. Dies schließt für mich ein, dass wir unsere Kinder beim Einschlafen nicht bestrafen (siehe operante Konditionierung S. 77) und dass Schlaf selbst keine Strafe ist: »Wenn du dich nicht benehmen kannst, gehst du ins Bett!«
Zudem kennen wir es alle selbst, wir können am besten gut ein- und weiterschlafen, wenn unsere Bedürfnisse erfüllt sind, wir satt sind, auf Toilette waren, uns tagsüber bewegt und gesund ernährt haben. Auch Kinder können hungrig und aufgewühlt nicht gut einschlafen. Und wenn nachts mal der Hunger kommt oder der Bauch wehtut, möchte man sicher auch umsorgt werden. Auch in der Nacht können also Be-

dürfnisse angemeldet werden, und das ist grundsätzlich in Ordnung. Dein Kind lernt, dass die Dinge nachts unaufgeregt, leise und schnell erledigt werden und es auf nichts verzichten muss, weder körperlich noch emotional. Schlafen ist etwas ganz Natürliches und Angenehmes. Zum Wohlfühlen gehört auch die Stimmung und das Verhalten der Bindungsperson, die beim Einschlafen und Weiterschlafen anwesend ist. Welche Vibes, welche Energie gibst du deinem Kind mit? Bist du selbst eher entspannt und kannst du gut runterkommen? Zeig deinem Kind doch mal, wie Entspannen und Runterkommen funktionieren (siehe ab S. 78), woher soll es das sonst wissen?

Schlafen ist einfach

Sich wohlzufühlen und sicher zu schlafen, sind schon gute Voraussetzungen für ein gesundes Schlafkonzept. Nun nehmen wir noch das i-Tüpfelchen hinzu, denn Schlafen ist auch ganz natürlich und einfach. Dieses Konzept kann gelingen, wenn Schlafen kein Kampf ist. Dafür ist es mit am wichtigsten, dass Babys und Kinder nur ins Bett beziehungsweise in den Schlaf kommen, wenn sie ausreichend müde sind. Wenn dein Kind also regelmäßig lange wachliegt, überprüfe unbedingt diesen Aspekt (zum Beispiel mit dem Schlaftagebuch, siehe S. 31). Wer ausreichend müde ist, kann recht schnell und unkompliziert einschlafen. Nichts ist gerade für Kinder anstrengender und plagender, als lange still im Bett zu liegen und nicht in den Schlaf zu finden. Kinder entwickeln den Glauben: »Einschlafen ist ganz schön schwer.«
Auch wenn dein Baby oder Kleinkind vor dem Einschlafen regelmäßig stark weint und du das Gefühl hast, dass es sich regelrecht dagegen wehrt, würde ich noch mal genauer hinschauen, woran das liegen könnte und wie eine neue Routine gelingen kann. Denn auch hier entsteht eine starke Verknüpfung, die mit Leichtigkeit wenig zu tun hat.

Die Bedeutung von Schlafassoziationen

Schlaf- und Einschlafassoziationen sind also wichtig, um Schlafen langfristig als etwas Schönes und Leichtes verinnerlichen zu können. Es gehört zum Leben dazu, ist unaufgeregt und einfach nur gemütlich, angenehm und warm. Auf dem Weg dorthin wirst du sicher das eine oder andere Mal denken: »Puh, also, da stehe ich jetzt gar nicht. Bei mir ist es gerade alles andere als kuschelig und friedlich, sondern mehr ein Schlachtfeld mit tausend Minen. Egal, wo ich hintrete, es explodiert.« Du denkst: »Das ist ja alles nett geschrieben, aber **WIE** komme ich konkret dorthin? Wie wird das Schlafen unaufgeregt und entspannt?« Die Antwort lautet wie so oft, dass es keine pauschale Lösung gibt. Was ich dir an dieser Stelle anbieten kann, ist ein kleiner Guide. Stell es dir als einen Bus auf einer Hop-On-Hop-Off-Tour vor: Du springst auf, nimmst die Highlights mit, die dir gefallen, und hüpfst raus, wann immer es dir passt. Los geht's!

Wir beginnen unsere Reise beim Einschlafen. Gelingt es unserem Familienteam, das Einschlafen so zu gestalten, dass alle auf ihre Bedürfnisse kommen oder zumindest damit gesehen werden, haben wir ein wirklich stabiles Fundament. Wenn ein Baby oder Kleinkind friedlich und entspannt in den Schlaf findet, heißt das nicht, dass es automatisch durchschlafen wird, denn nachts werden ja neben der Hilfe für das Verbinden von Schlafzyklen auch andere Bedürfnisse wie Hunger, Nähe oder Sicherheit angemeldet.

Es geht hierbei auch nicht primär ums Durchschlafens sondern darum, viele positive Lernerfahrungen zu sammeln, sodass dein Kind die Idee entwickelt, dass Einschlafen etwas Schönes ist. Es geht darum, dass du die Möglichkeit hast, eine gesunde Vorstellung davon zu vermitteln, was Schlaf ist und was es nicht ist, und letztlich auch darum, dass du den Weg in das spätere selbstständige(re) Einschlafen ebnest. Der Weg in den Schlaf spielt außerdem eine wichtige Rolle, weil wir wissen, dass unsere Kinder jede Nacht mehrmals erwachen und dann womöglich Hilfe beim Weiterschlafen brauchen. Je leichter ihnen also das Einschlafen gelingt und je weniger aufwendig dieser Prozess gestaltet werden muss, desto einfacher wird es auch in der Nacht.

Es ist wie in allen Fragen der Erziehung ein Balanceakt zwischen Bindung und Exploration. Zwischen da sein und zur richtigen Zeit loslassen, also Raum für Entwicklung geben.

Welche Schlafassoziationen gibt es?

Schlafassoziationen, oder nennen wir sie Schlafbrücken, gibt es viele. Du glaubst nicht, wie ausgefallen und komplex diese manchmal werden können. Ich erzähle dazu eine kleine Geschichte aus der Beratung, dann kannst du dir eine Vorstellung davon machen, wie solche Brücken wirken können.

Schlafbrücken lassen sich verändern

Ich telefonierte mit der Mama eines etwa eineinhalb Jahre alten Jungen. Sie wünschte sich, mehr Stunden am Stück schlafen zu können und dass das Einschlafen etwas entspannter für sie wird. Ihr Sohn habe keine Probleme mit der aktuellen Situation, er sei ein zufriedenes Kind. Konkret nachgefragt stellte sich heraus, dass die beiden gute Voraussetzungen für ein entspanntes Schlafen hatten. Sie hatten ein Familienbett und waren beide glücklich damit, auch der Partner war einverstanden mit der Situation. Das Einschlafen verlief friedlich und der Kleine ging gern ins Bett. Sein Wunsch war es allerdings, vor dem Einschlafen ganz nah bei der Mama zu liegen, sodass er an ihren Haaren rumspielen konnte und ihr Gesicht ganz nah an seinem lag. Nachts wachte er mehrmals auf und forderte diese Art der Nähe wieder ein.

Ich habe den Eltern von den Einschlafbrücken erzählt und davon, dass es manchmal Brücken gibt, die zu starken Automatismen beziehungsweise Gewohnheiten werden, obwohl sie nicht unbedingt notwendig sind. Wir haben zusammen überlegt, was die Bedürfnisse des Sohnes sein könnten. Offensichtlich waren es Nähe, Körperkontakt mit der Mama und die Hilfe bei der Regulation (er wusste nicht, wohin mit seinen Händen, in den Haaren zuppeln hat ihn beruhigt). Im nächsten Schritt suchten wir nach Wegen, diese Bedürfnisse zu erfüllen und gleichzeitig die Mama zu entlasten beziehungsweise das Haareziehen und das Nase-an-Nase-Liegen zu verändern. Die Eltern entschieden sich, das Familienbett aufrechtzuerhalten, nebeneinanderzuliegen, sich an der Hand zu halten oder ein Kuscheltier für die Hände anzubieten und zudem in den ersten Tagen deutlich zu kommunizieren, dass der Wunsch nach dem Haareziehen nicht mehr erfüllt wird. Am ersten Abend war der Junge etwas sauer und irritiert, doch akzeptierte dann das alternative Angebot.

Nach einigen Tagen schrieb mir die Mama ganz begeistert, dass ihr Sohn nun mit den neuen Brücken gut einschlafen könne und zu ihrer Freude nachts weniger Hilfe von ihr brauche, weil seine neue Brücke immer da ist: Die Mama liegt in seiner Nähe, genau wie beim Einschlafen. Haare ziehen in der Nacht brauchte er nicht mehr.

Gute Einschlafassoziation – schlechte Einschlafassoziation?

Ich möchte betonen, dass Schlafbrücken nicht per se schlecht sind, denn sie helfen dem Kind beim Einschlafen. Es gibt daher meiner Meinung nach keine guten oder schlechten Schlafbrücken beziehungsweise Assoziationen. Allerdings kann unterschieden werden,

» ob vorhandene Assoziationen für die Familie (noch) praktisch oder schon unpraktisch sind.
» ob es sich wirklich um erlernte Assoziationen oder um natürliche Erwartungen des Kindes, sprich Bedürfnisse, handelt (vgl. Abbildung rechts).[23]
» ob das Kind diese Brücken entsprechend seines Alters und seiner Reife wirklich noch braucht.

Was praktisch oder unpraktisch ist, entscheidet natürlich jede Familie für sich selbst, und welche Bedürfnisse das Kind wie stark äußert, entscheidet es natürlich auch selbst beziehungsweise drückt es entsprechend seiner Persönlichkeit aus. Wenn **DU UND ALLE FAMILIENMITGLIEDER** mit **EUREN** Schlafbrücken zufrieden seid und gut in und durch die Nacht kommt, ist alles okay. Und wenn das irgendwann nicht mehr der Fall ist, darfst du gern Veränderungen vornehmen.

Frag dich: Was ist praktisch und angenehm?

Wenn du noch in der Schwangerschaft mit deinem Baby bist oder ein Neugeborenes hast, darfst du dir beim Einführen von Schlafbücken die Frage stellen, ob diese für euch praktisch und angenehm sind. Manchmal ist es auch so, dass du es dir gar nicht richtig aussuchen kannst und das Baby zeitweise nur eine einzige Brücke akzeptiert, weil es anders nicht in den Schlaf findet und auch sonst sehr viel weint (zum Beispiel im Rahmen von frühkindlichen Regulationsstörungen,

Natürliche und erlernte Brücken in den Schlaf

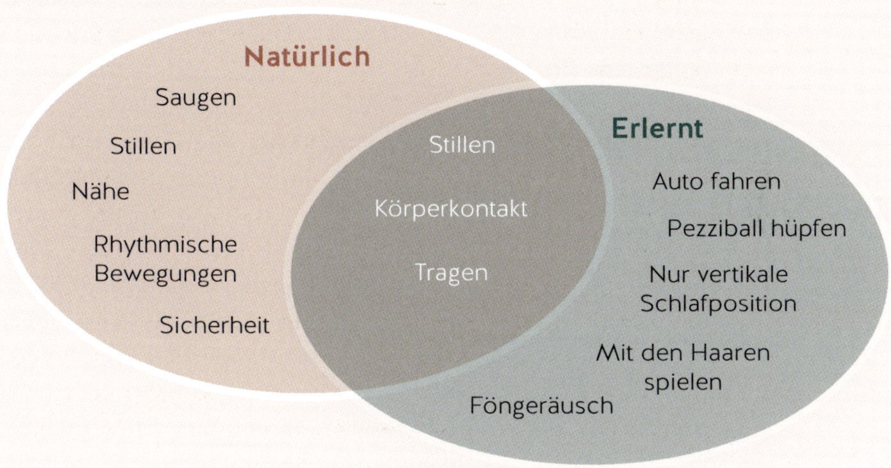

siehe S. 190). Dann bietest du das an, was funktioniert und das Baby beruhigt beziehungsweise zum Schlafen bringt. Hier ist es die Herausforderung als Eltern herauszufinden, wie lange das Baby diese teilweise sehr aufwendigen Brücken braucht, und wann es Zeit ist, etwas von der elterlichen Hilfe zurückzunehmen. Wenn du hierbei Unterstützung brauchst, empfehle ich dir die Informationen ab S. 185.

Natürliche und erlernte Brücken

Natürliche Schlafbrücken sind für mich definitiv Körperkontakt, Anwesenheit der Bezugspersonen und das Saugen an der Brust beziehungsweise an einem Ersatzobjekt. Warum sind diese Dinge natürlich? Weil Säuglinge diese grundlegenden Bedürfnisse schon haben, wenn sie auf die Welt kommen. Sie sind weder gelernt noch abgeguckt, sie sind einfach da und sie wollen mal mehr und mal weniger bedient werden. Insbesondere wenn es ans Schlafen geht. Und weil sie natürlich existent sind, sind sie a) hochwirksam und b) meist nur unter starkem Protest und Training ersetzbar beziehungsweise veränderbar. **ERLERNTE BRÜCKEN** oder Assoziationen können Dinge oder Handlungen sein, die beim Einschlafen immer wieder dabei sind oder durchgeführt werden und sich dadurch dermaßen mit der Situation verknüpfen, dass sie als unbedingt zum Einschlafen erforderlich angesehen werden. Zum Beispiel das beschriebene Haareziehen, auf dem Pezziball Hüpfen, Saugen am Schnuller oder das Hören eines bestimmten Geräuschs wie jenes aus der Föhn-App. Sie sind eigentlich für das Einschlafen nicht per se notwendig, weil die Bedürfnisse auch ohne diese Brücken befriedigt werden könnten.

Es ist nicht so, dass solche Brücken automatisch schlecht sind. Es kommt mehr darauf an, wie praktisch sie für dich sind, wie verfügbar sie sind und wie starr dein Kind diese Gegenstände oder Handlungen einfordert. Einen Pezziball kann man zum Beispiel nicht überallhin mitnehmen und das kann eine Familie in ihrem Alltag einschränken. Der Föhn, der die ganze Nacht läuft, ist weder praktisch noch nachhaltig und vielleicht sogar gefährlich, wenn du selbst einschläfst. Praktisch kann aber ein bestimmtes Lied sein, das du singst, oder ein Kuscheltier, das dein Kind gern dabeihat. Du siehst: Es kommt drauf an.

Außerdem können auch natürliche Brücken zu Gewohnheiten werden und solch starken Qualitäten annehmen, dass sie den Beteiligten nicht mehr guttun.

Wo liegt das Problem?

Die Mama eines acht Monate alten Mädchens bat um ein Gespräch, denn sie fühlte sich zu Hause wie gefangen. Ihre Tochter schlafe nur ein, wenn sie auf dem Pezziball hüpfe. Und auch wenn die Tochter dann eingeschlafen sei, müsse sie weiter dort sitzen bleiben. Sie verbrachte also täglich mehrere Stunden auf dem Pezziball und das belastete sie nicht nur psychisch, sondern mittlerweile auch körperlich in Form von ständigen Rücken- und Nackenschmerzen. In diesem Gespräch dröselten wir auf, dass das Hüpfen auf dem Pezziball kein natürliches Bedürfnis ist und sie ihrer Tochter auch Alternativen aufzeigen darf, die trotzdem ihre Bedürfnisse nach Nähe erfüllen. Mit dieser Erkenntnis gelang es der Mama viel leichter, ihre eigenen Grenzen zu sehen und eine Veränderung zu initiieren.

ROUTINEN: WEGWEISER IN DEN SCHLAF

Um positive und praktische Schlafassoziationen zu bilden, können dich Routinen (Rituale) vorbereitend unterstützen. Diese können sich je nach Alter des Kindes unterscheiden. Dabei muss es gar nicht so ausgefallen und kompliziert sein: **KEEP IT SIMPLE!**

Routine meint, dass du vor dem Einschlafen bestimmte Handlungen einführst, die regelmäßig durchgeführt werden. Gemäß der Lerntheorie verknüpft dein Kind diese Handlungen, Gedanken und Gefühle dann mit dem Schlafengehen und weiß: »Wenn ich das Schlafzimmer betrete und mich umziehe, geht es gleich ins Bett.« Es kann sich körperlich und emotional auf das Schlafen vorbereiten und sich entspannen, denn es hat ja im besten Fall gelernt, dass es gleich schön kuschelig und angenehm wird.

Den letzten Punkt des Abendrituals bildet eure Einschlafbrücke. Manche Kinder brauchen übrigens weder Rituale noch Brücken, sie regulieren sich selbstständig, wenn sie müde sind, und schlafen ein. Ich kenne mittlerweile genau zwei solcher Kinder und habe es wahrhaftig gesehen und erlebt, dass es das gibt. Ich habe es sogar bei meiner Freundin fotografiert (liebe Grüße an der Stelle) und gefilmt, weil es für mich einfach nur ein **WUNDER** war, dass ein Baby irgendwo liegt, an die Decke guckt und dann einschläft. Also, wenn du ein solches Exemplar hast, dann stress dich definitiv nicht mit Routinen und Brücken, solange es sich für euch stimmig anfühlt, so wie es ist. Für alle anderen folgen nun, gegliedert nach dem Alter des Kindes, einige Vorschläge für praktische Abendrituale und Schlafbrücken.

Neugeborene in den Schlaf begleiten

Ehrlich gesagt brauchen neugeborene Babys unter zwei Monaten meiner Meinung nach weder Rituale noch feste Schlafenszeiten. Wir wissen ja aus dem zweiten Kapitel, dass zu Beginn weder der Tag-Nacht-

QUICKTIPP
Abendritual

- In der Kürze liegt die Würze.
- Je jünger das Kind, desto kürzer kann das Ritual sein.
- Rituale wirken über Regelmäßigkeit und Vorhersehbarkeit.
- Rituale sollen allen Spaß machen.
- Ausnahmen bestätigen die Regel.

Rhythmus noch die Schlafhomöostase ausgereift sind, die Babys schlafen unregelmäßig und anfangs (meist) unkompliziert ein. Außerdem sind sowohl die Kinder als auch wir Eltern in der ersten Zeit mit so vielen neuen Eindrücken und Lernerfahrungen konfrontiert, dass wir uns ruhig die Zeit zum gemeinsamen Ankommen nehmen dürfen. Fernab vom Anspruch, dass irgendetwas funktionieren MUSS, fernab von Schlafplänen, Tagebüchern und Ritualen.

Was für ein Schläfer, was für eine Schläferin wird das neugeborene Baby sein? Mag es die Rückenlage oder doch lieber die Seitenlage? Ist der Schlafsack angenehm oder braucht es etwas mehr Enge wie in einem Pucktuch? Wie viel Körperkontakt braucht dein Baby? Schläft es beim Saugen an der Brust oder der Flasche ein oder braucht es mehr Unterstützung durch Tragen, Wiegen oder Im-Arm-Halten? Möchte es einen Schnuller? Ist es oft warm oder kalt? Mag es das Tragetuch oder den Kinderwagen, vielleicht auch beides? Ich könnte ewig weitermachen, denn jedes Baby ist einzigartig! Daher ist mein dringender Appell: Nimm dir ausreichend Zeit, dein Baby und seine Signale kennenzulernen, konsultiere nicht zu viele verschiedene Informationsquellen und kommuniziere mit deinen Besuchern, wenn du keine weiteren Ratschläge brauchst.

Immer wieder gibt es Eltern, die bereits jetzt ein Ritual etablieren möchten, auch das ist in Ordnung. In diesem Fall würde ich es sehr kurz und einfach halten und sehr wenige oder gar nur eine Komponente wählen. Die Wachphasen des Babys sind noch sehr kurz, da braucht es auch keine langen und aufwendigen Rituale. Du könntest

QUICKTIPP

Experte ist nicht gleich Experte

Wenn du das Gefühl hast, das euch betreuende Fachpersonal wie Hebammen, Ärzte, Ärztinnen und Co. teilen deine Haltung zur Begleitung und Erziehung von Kindern nicht, dann darfst du gern Gruppen und Experten kontaktieren und aufsuchen, bei denen du dich mit deinen Anliegen wohler fühlst. Infrage kommen zum Beispiel Stillgruppen, Schlaf- und Stillberaterinnen oder pädiatrische Zentren in deiner Nähe. Im Anhang auf S. 206 findest du Adressen und Anlaufstellen.

unmittelbar vor dem Einschlafen eine Melodie summen, eine Spieluhr aufziehen und/oder das Baby in seinen Schlafsack oder das Pucktuch legen. Am Abend kann es vielleicht noch eine kleine Massage oder eine Katzenwäsche sein, bevor es ans Einschlafen geht.
Auch bei den **EINSCHLAFBRÜCKEN**, also den Handlungen, die das Baby während des Einschlafens begleiten, darfst du aus der vollen Palette schöpfen und das anbieten und tun, was dir gefällt, was dem Baby gefällt und vor allem was für euch funktioniert. Es nützt ja nichts, das Baby wach in sein Bettchen zu legen und seine Hand zu streicheln, wenn es das nicht mag und nur weint. Gerade in seinen ersten Lebensmonaten darfst du deinem Baby all die schönen und entspannten Dinge des Lebens zeigen.

Es ist okay, so wie es ist

Stell dir vor, du bist neu auf dieser Welt: Dir werden Dinge präsentiert, mit denen du dich nicht wohlfühlst. Ständig musst du darum kämpfen, das zu bekommen, was du brauchst. Deine Eltern sind angespannt und gestresst, weil das selbstständige Einchlafen noch nicht klappt, und das stresst dich noch mehr ... Und stell dir nun vor, du kommst auf die Welt und darfst aus dem Vollen schöpfen. Du darfst beim Stillen einschlafen, du darfst auf dem Arm oder allein liegen, wann und wie du willst. Deine Bezugspersonen geben dir das Gefühl, dass es okay ist, wie es ist.

Du kannst dir sicher denken, worauf ich hinaus möchte. Lernen und Stress passt nicht zusammen. Leichter lässt es sich lernen, wenn die Bedürfnisse erfüllt und Körper so wie Geist entspannt sind. Anders ist es natürlich, wenn du ein Baby hast, das so gar nicht in die Entspannung und in den Schlaf findet oder sich damit sehr schwertut. Du bietest echt alles an, was du hast, und dennoch dauert das Einschlafen ewig und ist mit Weinen verbunden? Abends zieht sich das Ganze gern mal über Stunden und mit den üblichen Tipps und Tricks kommst du gar nicht weiter? Dann schau gern auch im Kapitel »Mehr Hilfe« ab S. 185 vorbei.

Bewährte effiziente Brücken in den Schlaf sind je nach Vorliebe der Babys (und Eltern) folgende:

- Stillen beziehungsweise Saugen an der Flasche oder am Schnuller
- Körperkontakt, am besten Haut an Haut
- Sanftes Wiegen oder Halten
- Pucken
- Tragen
- Kinderwagen
- Wohlfühlatmosphäre: Hintergrundgeräusche, rötliches Licht, Wärme, Sättigung, leichte Bewegung, Bindungsperson

FAQ

Was denkst du über Federwiegen als Einschlafhilfe?

Federwiegen sind aktuell sehr modern und gehören in vielen Familien zur Grundausstattung. Noch bevor das Baby auf der Welt ist, schmückt die Federwiege den Wohnbereich. Es gibt sie in vielen Formen und Farben, allesamt sehen sie wie ein schickes Möbelstück aus und werden mittlerweile meistens mit Motor ausgeliefert, das heißt, die Wiege schaukelt automatisch. Man kann wählen, ob man sie mieten oder kaufen möchte. Auch Varianten für Mehrlinge sind mittlerweile auf dem Markt. Ich glaube, dass dieses Gadget so beliebt ist und immer beliebter wird, spiegelt seine Daseinsberechtigung wieder: Der Bedarf an

Hilfe ist scheinbar da. Und das ist es ja, was sich viele Eltern davon versprechen: ein Baby, das in der Federwiege schläft und so Kapazitäten frei werden lässt. Zum Essen und Ausruhen, für Aufgaben im Haushalt oder zur Versorgung von Geschwistern.

Ich kann das absolut verstehen. Gerade, wenn man ein Baby hat, das ein hohes Maß an Zuwendung braucht und sich schwertut, in den Schlaf zu finden. Ob das permanente Schaukeln negative Folgen nach sich zieht, ist umstritten. Kritiker äußern, dass die dauerhafte Stimulation nicht gesund sei beziehungsweise das Kind zusätzlichen Reizen aussetze. Dies kann ich medizinisch nicht beurteilen, möchte jedoch auf zwei Aspekte hinweisen, die ich beim Gebrauch von Federwiegen mit bedenken würde:

Wenn ein Baby regelmäßig in der Federwieg ein- und weiterschläft, erlebt es tatsächlich eine permanente Stimulation in Form von Bewegung und Schaukeln. Es kann sich hierdurch eine Einschlafassoziation bilden, sodass das Kind annimmt, Einschlafen und Weiterschlafen seien nur mithilfe von Bewegung möglich. Aus Sicherheitsgründen sollte aber kein Baby unbeaufsichtigt in der Federwiege schlafen. Und schon gar nicht ist sie ein geeigneter Schlafplatz für die Nacht!

Ein weiterer Aspekt betrifft die Bedürfnisse des Babys, die eine Federwiege nicht wirklich bedienen kann, auch wenn sie als eine Art Elternersatz eingesetzt wird. Deshalb würde ich hier auf einen Ausgleich achten und die Art des Schlafens variieren. Sicherlich ist nichts gegen ein kurzes Nickerchen in der Federwiege einzuwenden, wenn das nächste Schläfchen im Familienbett oder im Tragetuch stattfindet, beziehungsweise an anderer Stelle Körperkontakt und Nähe hergestellt werden. Falls die Federwiege bereits fester Bestandteil eures Schlafrituals geworden ist und du nun das Bedürfnis verspürst, etwas daran zu ändern, blättere zu Kapitel 5, um einen Eindruck davon zu gewinnen, wie eine Umstellung gelingen kann.

RITUALE UND ROUTINEN FÜR BABYS

Routinen oder kleine Rituale helfen Säuglingen, die Welt ein wenig zu ordnen und vorhersehbar zu machen. Gerade in Bezug auf das Einschlafen können Rituale helfen, etwas mehr Ruhe und Struktur einzuführen, denn die Babys werden immer wacher, neugieriger und später auch mobiler. Die meisten haben am Einschlafen weniger Interesse als am Entdecken, und doch kommt irgendwann die Müdigkeit. Wenn du die Dauer der Wachphasen deines Kindes kennst (siehe S. 33), kannst du ganz gut einschätzen, wann dein Baby müde wird.

Müdigkeitszeichen sind unter anderem:
keine Freude mehr am Spiel haben,
immer mehr Körperkontakt suchen, quengeln,
sich am Ohr ziehen und/oder die Augen reiben.

Weniger ist mehr!

Spätestens wenn du diese Signale bei deinem Kind beobachtest, dürft ihr euch zurückziehen und mit eurem Einschlafritual beginnen. Es darf sich ruhig um etwas Simples und Kurzweiliges handeln! Wirksam ist euer Ritual, wenn es allen gefällt und regelmäßig erfolgreich genutzt wird. Am Tag könnte es zum Beispiel so aussehen, dass ihr euch für den Mittagsschlaf in einen ruhigen Raum zurückzieht, diesen leicht abdunkelt und ein Lied singt, während ihr nebeneinanderliegt. Beliebt ist auch ein Spaziergang an der frischen Luft. Das Ritual ist für dein Baby relativ klar: Wir ziehen uns an und gehen nach draußen, das heißt, gleich darf ich einschlafen. Viel mehr ist gar nicht nötig. Vielleicht bist du aus der Neugeborenenzeit noch gewohnt, dass dein

Baby sehr leicht und unkompliziert eingeschlafen ist und dies nun immer schwerer fällt? Das könnte damit zusammenhängen, dass Babys in diesem Alter nun viel wacher und aktiver sind. Sie lassen sich auch mehr durch Geräusche und Reize der Umwelt ablenken und kommen schwerer zur Ruhe.

Es kann also durchaus sein, dass du es mehr vor diesen Reizen abschirmen darfst. Leicht abzudunkeln und der Rückzug an einen ruhigen Ort oder in die Trage beziehungsweise den Kinderwagen können unterstützen. Zusätzlich kann es manchen Babys helfen, vor dem eigentlichen Einschlafen etwas Zeit zum Runterfahren in Form von Tragen, Kuscheln oder Singen einzuplanen, um den Übergang zwischen Wachsein und Einschlafen zu erleichtern.

Immer wieder lohnt sich auch ein Blick auf das gute alte Schlaftagebuch (siehe S. 31), denn die Kinder wachsen und entwickeln sich nun rasant. Vielleicht passen die Schlafenszeiten nicht mehr zum Bedarf oder der Abstand zwischen dem letzten Schläfchen und dem nun anstehenden Schlaf ist zu kurz. Das kann zu langen und frustrierenden Liegezeiten führen. Stell also sicher, dass dein Kind wirklich genug Schlafdruck hat und müde ist, bevor du es ins Bett bringst.

Abends darf es etwas mehr sein

Am Abend darf es auch ein bisschen mehr sein, wenn dein Tag und deine Zeit es zulassen. Dein Kind mag eventuell ein Bad, eine warme Katzenwäsche oder eine kleine Massage, bevor es an das Einschlafen geht. Ältere Babys schauen vielleicht schon die ersten kleinen Bilderbücher an oder hören, wie du eine Geschichte erzählst. Natürlich sind nach wie vor auch Lieder beliebt. Stell dir euer persönliches Ritual aus wenigen Schritten zusammen. Dazu sollte auch unbedingt das Zähneputzen gehören, wenn dein Baby schon die ersten Zähnchen hat. Als Ritual integriert, gibt es hier später weniger Konfliktpotenzial.

Aus meiner Arbeit in der Psychotherapie kenne ich zudem die Wirksamkeit von bestimmten Entspannungsübungen, die Körper und Geist in eine »Schlafstimmung« versetzen. Sie wirken stressreduzierend und entspannend. Die meisten Babys sind sehr an solchen Körperkontakt schenkenden Ritualen interessiert.

PRAXIS-TOOL:
»Mäuse-Suche«

Auch für die Allerkleinsten von uns sind Entspannungsübungen entlastend und beruhigend. Du kannst damit gar nicht früh genug beginnen! Dieses kleine Fingerspiel kannst du schon früh in euer Abendritual übernehmen. Führ es erst durch, wenn alle anderen Aufgaben des Tages (abendessen, waschen, Zähne putzen, Schlafanzug anziehen ...) erledigt sind. Es ist der Tagesabschluss und dient deinem Kind dazu, sich allmählich auf das Schlafen auszurichten, den Bindungstank noch mal aufzufüllen und gemeinsam mit dir eine schöne Zeit zu erleben. Mach diese Übung nur, wenn dein Kind daran Gefallen findet, natürlich ohne Druck und dafür mit Spaß und Herz.

TIPP: Wenn dein Kind schon sehr müde ist, würde ich die Entspannungsübung allerdings nicht mehr auf Biegen und Brechen durchführen. Dann kürze sie besser ab oder lass sie für diesen Tag weg, bevor die Aufregung für dein Kind zu groß wird und der Schlaf in weite Ferne rückt.

Es ist Abend geworden. Papa-Maus möchte seine Kinder ins Bett bringen. Aber wo sind denn die Mäusekinder hin? Sie haben sich wohl versteckt. Wollen wir Papa-Maus helfen, die Kinder zu suchen?

Papa-Maus geht in den Keller [läuft von der Hüfte zu den Füßen].

Ohja, da sind direkt 1, 2, 3, 4, 5 Mäusekinder [die Zehen zählen].

Dann kommt mal alle mit nach oben [selbes Bein hochlaufen]!

Stopp, da unten kichert doch noch jemand [anderes Bein runterlaufen].

Tatsächlich, hier sind 1, 2, 3, 4, 5 Mäusekinder versteckt [Zehen zählen].

Dann suchen wir den Rest der Bande doch mal in der Küche [hochlaufen].

Tatsächlich, hier sitzt ein Mäuschen und knabbert noch an seinem Käse [auf den Bauchnabel zeigen].

Wo könnten die anderen beiden sein? Vielleicht im Kinderzimmer? Laufen wir mal los [über Bauch und Schulter auf einen Arm laufen, bis zur Handfläche]!

Der Papa sucht und sucht und findet hier einfach niemanden [auf der Handinnenfläche drei Kreise zeichnen].

Er läuft in das andere Kinderzimmer und sucht [zum anderen Arm laufen und drei Kreise auf der Handinnenfläche ziehen].

Kein Mäuschen in Sicht.

Dann bleibt ihm nur noch der Dachboden. Papa-Maus klettert die Treppe hoch. Er sieht niemanden. Ah, dann schaut er noch mal im Stroh und wühlt dort herum [zum Kopf laufen und die Haare kraulen].

Er findet dort zwei Mäusekinder. Was für ein tolles Versteck!

Nun hat Papa-Maus all seine Kinder gefunden und kann wieder runterklettern. Die anderen Kinder warten schon im Bett. Sie legen sich alle zusammen in einen Kreis, damit sie es schön warm haben, und schlafen bald ein [mit der Handfläche im Uhrzeigersinn den Bauch massieren und Hand kurz an einer Stelle halten].

So läuft es bei uns

Unser aktuelles Abendritual besteht aus dem gemeinsamen Besuch im Bad, wo die große Schwester sich fertig macht. Dann lesen wir ihr eine Geschichte vor und sie hört ein Hörbuch zum Einschlafen. In der Zeit gehe ich mit dem Baby in unser Schlafzimmer, wir machen die Windel neu, stillen und liegen zusammen im Bett. In der Regel schläft sie dann mit dem Schnuller ein. Und wenn nicht? Dann ist sie vielleicht noch nicht müde genug und wir gehen noch eine Runde mit der Trage oder auf dem Arm durch das Haus. Ich räume etwas auf und sie ist einfach dabei und wird immer müder. Ich merke dann, wie sie sich anlehnt und ganz still wird. Dann gehen wir wieder nach oben. Und weil das immer so ist, darf es auch mal anders sein! Wenn ein Ritual etabliert ist und passt, darf man auch mal davon abweichen. Wenn es warm ist, gehe ich mit der Trage spazieren, wo sie gern einschlafen darf, und wenn wir unterwegs sind, dann ist es auch mal das Auto. Wenn die Erkenntnis »Einschlafen? Kann ich!« bei deinem Kind angekommen ist, kann es viele verschiedene Wege in den Schlaf geben.

SCHLAFBRÜCKEN für Babys unterscheiden sich wenig von denen für Neugeborene. Einige Babys sind bereits in ihren Fähigkeiten der Selbstberuhigung gereift und brauchen immer weniger Unterstützung beim Einschlafen.

» Stillen und Saugen
» Trage und Kinderwagen
» Im Arm halten
» Nebeneinanderliegen
» Ohne Körperkontakt einschlafen

Wach ins Bett?

Du hast womöglich schon mal gehört, dass man ein Baby wach in sein Bett legen soll, damit es lernt, allein einzuschlafen. Dahinter steht die Annahme, dass das Baby auf diese Weise nicht nur lernt, selbstständig einzuschlafen, sondern auch nachts weniger Hilfe benötigt. Oftmals wird diese Vorgehensweise schon ab drei oder sechs Monaten empfohlen und manchmal auch vom ersten Lebenstag an. Dazu gibt es unter Eltern drei Erfahrungen:

- » Eltern, deren Babys das mitmachen und friedlich einschlafen, finden das normal und akzeptabel und verstehen nicht, warum es darüber überhaupt Diskussionen gibt.
- » Werdende Eltern, die diese Ratschläge irgendwo gelesen haben und sich vornehmen, dies genauso umzusetzen, und es auch gern anderen weiterempfehlen.
- » Eltern, deren Kinder ihnen bei diesen Versuchen tief in die Augen sehen à la »Dein Ernst, Mama?«, bevor sie beginnen zu weinen.

Wir gehören definitiv zu Nummer drei. Kein Baby wäre hier von sich aus auf die Idee gekommen, ohne Körperkontakt, ohne zu stillen und/oder ohne getragen zu werden einzuschlafen. So geht es den meisten Baby-Eltern. Was habe ich falsch gemacht oder was hast du übersehen, wenn du dich in der dritten Erfahrung wiederfindest? Opferst du dich etwa gern auf und begleitest jedes Schläfchen in der Trage, auf dem Pezziball oder auf deinem Arm? Oder kannst du etwa nicht loslassen? Na, vermutlich nicht. Es liegt eben schlichtweg daran, dass mein und auch dein sowie die allermeisten anderen Babys und Kleinkinder heftig protestieren, wenn man sie allein in ihr Bett legt. Sie wollen nicht allein sein, sie wissen noch (!) nicht, wie man allein einschläft, und jede Zelle ihres Körpers sagt: Nö, das gefällt mir ganz und gar nicht.

Einschlafen im Liegen

Ich persönlich finde es sehr hilfreich, wenn ein Baby im Liegen einschlafen beziehungsweise abgelegt werden kann, weil das den Eltern ermöglicht, sich tagsüber mit hinzulegen oder eben am Abend etwas Freizeit oder Zeit für sich und den Partner oder die Partnerin zu haben. Ohne das Schlafen im Liegen hätte ich dieses Buch gar nicht erst schreiben können: Ich wäre viel zu müde ohne die Tagschläfchen, die ich mitgeschlafen habe.

Es stimmt also schon: Viele Babys, die mit wenig Hilfe einschlafen, können auch zeitweise allein weiterschlafen oder zumindest im Liegen weiterschlafen. Und wir Eltern dürfen uns wünschen und perspektivisch anstreben, dass auch unser Kind lernt, mit (mehr oder weniger) Hilfe im Liegen ein- und weiterzuschlafen, **ABER** wir können es nicht um jeden Preis genau **JETZT** umsetzen oder gar erzwingen.

Meine Anregungen

Von meinem ersten Kind kenne ich schlaflose Nächte allzu gut, darum war es mir bei meiner zweiten Tochter echt ein Anliegen, dass wir uns tagsüber zusammen hinlegen können, wenn die Möglichkeit besteht. Sie konnte nicht von Beginn an im Liegen einschlafen und auch nicht allein weiterschlafen. Ihre Brücke war definitiv die Trage, Körperkontakt und später zusätzlich das Stillen beziehungsweise der Schnuller. Ich probierte es immer wieder, doch sie wachte zunächst immer nach 30 Minuten auf und weinte auch beim Einschlafen.

Mit sehr viel Geduld haben wir es geschafft, dass sie ohne Weinen im Liegen einschlafen konnte, da war sie drei Monate alt. Nach weiteren drei Monaten kamen wir meistens über die 30 Minuten hinweg, und wieder drei Monate später schläft sie mittags zwei Stunden am Stück, sodass ich sie tagsüber auch mal etwas allein schlafen lassen kann, um Zeit mit der Großen zu haben oder mich selbst hinzulegen.

Ich bin mir ziemlich sicher, dass es die meisten von euch auch schaffen können, wenn sie mein Vorgehen an die Bedürfnisse ihres Kindes anpassen. So kann eine positive Lernerfahrung und Selbstwirksamkeit auf allen Seiten entstehen. Die Frage, die du dir vorab stellen darfst, lautet, ob es dir die Mühe und Zeit wert sind, denn vorab kann ich nicht sagen, wie lange es bei euch dauern wird, diese Lernerfahrungen zu etablieren. Es kann Tage dauern oder mehrere Wochen, je nachdem wie alt dein Baby ist, was es vorher schon gelernt hat und natürlich auch was für eine Persönlichkeit es mitbringt.

Der Weg für Babys, die noch keine Schlafbrücke haben

Nun zu meinem Vorschlag. Dieser bezieht sich auf Babys, die noch keine starre Schlafbrücke aufgebaut haben. Wenn ihr zu Hause seid, die Situation entspannt ist, kein Zeitdruck herrscht und die Müdigkeit noch nicht zu groß ist, gehst du mit deinem Baby in das Zimmer, in dem ihr euch hinlegen möchtet. Dort ist es angenehm warm, kuschelig, du kannst abdunkeln. Leise Musik oder warmes Licht kannst du nach Belieben ebenfalls einbauen. Das Baby ist satt und falls nicht, wird es noch mal gestillt oder gefüttert. Schläft es dabei ein, alles okay. Dann legt ihr euch zusammen hin. Mission schon erfüllt.

Schläft es dabei nicht ein oder hat keinen Hunger, legt ihr euch ins Bett und kuschelt. Du kannst das Baby in der Ellenbeuge halten oder dich danebenlegen und noch etwas singen, erzählen oder einfach entspannen. Irgendwann kommt der Zeitpunkt der Müdigkeit, und dein Baby wird einen Zug suchen, auf den es in den Schlaf aufspringen darf.
Manche schaffen es, durch Streicheln, leises Summen oder mithilfe des Schnullers einzuschlafen. Andere wiederum beginnen unruhig zu werden, zappeln mit den Extremitäten und fangen an zu weinen, wenn nichts Passendes für sie passiert. Wenn die Unruhe zunimmt, kannst du aufstehen und dein Baby auf den Arm in die Ellenbeuge nehmen. Falls das nicht angenehm für dein Baby ist und es auch hier weint, dann nimm es aufrecht vor die Brust (wie in einer Trage) und lass es noch ein bisschen über deine Schulter schauen. Bleib selbst ruhig, konzentriere dich auf deinen Körper und deine Atmung oder mach etwas, das dich von der Unruhe ablenkt, zum Beispiel Musik hören, tanzen, singen, summen.
Trag dein Baby auf diese Weise noch ein wenig durch den Raum und warte, bis es sich wieder entspannt. Es wird ruhiger, seine Atmung wird flacher und es kann sich womöglich damit anfreunden, in die Horizontale zu rutschen. Wenn es die Augen schließt, legt ihr euch hin und verweilt noch ein wenig in dieser Position: dein Baby in deinem Arm. Wenn es fest schläft, nimmst du deinen Arm vorsichtig raus oder bleibst einfach liegen und machst es dir bequem. Das Learning ist: Einschlafen ist angenehm, einschlafen kann ich, einschlafen ist sicher.
Du siehst, es sind wirklich kleine Schritte mit verschiedenen Notausgängen. Es kann passieren, dass dein Baby selbst vor der Brust noch weint und nicht in den Schlaf findet. Es ist vielleicht nicht müde genug, zu müde oder findet noch nicht den Knopf vom Wachsein in den Schlaf. Bevor es sich jedoch zu sehr aufregt und wir vom Schlafen noch weiter wegkommen, kannst du die Situation auch auflösen und den Raum erst mal wieder verlassen. Nach einigen Minuten kannst du schauen, was dein Baby signalisiert. Wenn es müde wirkt, gehst du erneut in den Schlafraum und versuchst den beschriebenen Weg durchzuführen. Hast du das Gefühl, dass es jetzt gerade nichts wird, dass du keine Energie mehr hast oder dein Baby einfach übermüdet

ist, dann brich ab und kehr zur gewohnten Routine zurück, die funktioniert, und nimm dein Baby zum Beispiel ins Tragetuch.
Gute Erfahrungen habe ich damit gemacht, neue Routinen in den ersten Schläfchen des Tages auszuprobieren, denn abends sind bei den meisten Babys die Kapazitäten für neue Reize erschöpft. Der Morgenschlaf oder der Mittagsschlaf passen super für den Beginn. Mit der Zeit wird dein Baby eine Idee entwickeln, wie das Einschlafen abläuft. Es sendet ein Signal, nämlich Müdigkeit, und du beantwortest das Signal mit einer passenden Reaktion: »Oh du bist müde, dann gehen wir ins Schlafzimmer, kuscheln und du darfst einschlafen.«

Einschlafen = Weiterschlafen?

In vielen Büchern, Blogbeiträgen und Informationsvideos werden die Einschlafassoziationen regelrecht gehyped. Damit meine ich, dass sie für alles, was vor und während des Schlafens passiert, verantwortlich gemacht werden. Habe eine »gute« Einschlafassoziation, und dein Kind schläft durch. Lass bestimmte Einschlafassoziationen weg, lass also dein Kind ohne Brust, ohne Körperkontakt ohne Händchenhalten einschlafen, und alles wird gut.
Ich möchte an dieser Stelle ein wenig desillusionieren, denn so einfach ist es nicht und unsere Babys und Kinder sind durchaus viel kompetenter als manch ein Experte oder manch eine Expertin meint. Oder meinst du wirklich, ein Baby kann zwischen einer Situation beim Einschlafen und einer beim Weiterschlafen in der Nacht nicht unterscheiden? Das kann es auf jeden Fall. Es kann lernen, ohne Stillen beziehungsweise Fläschchen einzuschlafen, wenn du dies forcierst, und gleichzeitig wird es mit hoher Wahrscheinlichkeit trotzdem verstehen, dass es nachts gefüttert wird, wenn es sich meldet, und sich weiterhin melden. Und da rutschen die Eltern dann von einem Training in das nächste. Ich möchte damit verdeutlichen, dass »gute Einschlafassoziation = Durchschlafen« eine Gleichung ist, die oft nicht aufgeht, weil Durchschlafen neben Lernerfahrungen eben noch emotionale und biologische Reifungsprozesse voraussetzt. Eine Einschlafassoziation zu verändern, **KANN** also dazu führen, dass ein Kind nachts weniger aufwacht, **MUSS** es aber nicht.

Mama, komm zurück!

Das Baby (zehn Monate) lernt mithilfe der Eltern ohne Stillen im Körperkontakt einzuschlafen. Es bekommt zum Einschlafen den Schnuller, wodurch sich die Einschlafzeit verlängert und das Baby anfangs viel weint. Die Eltern begleiten das Baby liebevoll in diesem Prozess und nach einigen Wochen entspannt sich die abendliche Situation, das Baby hat die Veränderung akzeptiert und die neue Routine und Brücke angenommen. Es schläft dadurch aber nicht wirklich länger, sondern wacht nach dem Einschlafen immer wieder auf und ruft die Mutter zu sich. Die Mama legt sich dann wieder dazu, bis das Kind schläft, aber sobald die Mama aufsteht, dauert es keine 15 Minuten, bis das Baby wieder aufwacht und ruft.

Es hat sich durch die Veränderung der Einschlafbrücke leider keine Verbesserung für die Eltern ergeben. Warum? Auch hier kommt wieder das Thema »Trennung« ins Spiel. In vielen Familien läuft das Einschlafen so ab, dass das Kind alles bekommt, was es braucht: Nähe, Körperkontakt, Nahrung und so weiter. Und dann, kaum machen die Kinder ihre Augen zu, sind die Eltern auch schon weg. Sie schleichen sich ins Wohnzimmer, legen die Kinder ins Bett ab, oder betten sie heimlich vom Familienbett ins Gitterbett um UND erwarten dann, dass die Kinder sich bitte beim Aufwachen nicht erschrecken und sich melden. Darf ich dich mal auf eine Gedankenreise mitnehmen?

Wo bin ich eigentlich gelandet?

Du schläfst am Abend vor dem Fernsehen auf dem Sofa ein und dein Partner oder deine Partnerin liegt neben dir. Einige Stunden später wachst du auf, es ist dunkel, dein Partner, deine Partnerin ist nicht mehr da und du bist nicht mehr im Wohnzimmer vor dem Fernseher, sondern irgendwo anders. Du weißt gerade gar nicht, wo du bist, und fühlst dich ziemlich orientierungslos. Was würdest du tun? Würdest du einfach die Augen schließen und dir denken, na ja okay, schlaf ich mal weiter, ist ja auch egal, wo ich jetzt gelandet bin oder würdest du kurz aufschrecken und dich umsehen, wo du bist, und vor allem wo deine bessere Hälfte ist? Vielleicht würdest du sogar kurz aufstehen und deinen Partner, deine Partnerin suchen oder kurz mal rufen, wo er beziehungsweise sie bleibt. Selbstverständlich, oder?

Das Bindungsverhalten ist aktiv

Und was erwarten wir bei einer ähnlichen Situation von unseren Kindern? Wir lassen sie in unserem Arm einschlafen, sie werden geschaukelt, riechen uns und spüren unsere Nähe. Sie schlafen ein und wir legen sie ab, sie befinden sich dann ganz woanders und sind allein. Würden sie das vorher wissen, würden sie höchstwahrscheinlich direkt dagegen protestieren – und manche tun das auch nach einiger Zeit, indem sie sich gegen das Einschlafen wehren.

Um auf das Beispiel zurückzukommen: Das Baby hat gelernt, ohne Stillen einzuschlafen, und akzeptiert dies, weil es noch im Körperkontakt mit der Mama einschlafen darf. Diesen auch noch herzugeben, scheint für das Kind allerdings noch nicht möglich. Es kommt nicht zur Ruhe, weil es damit beschäftigt ist, die Verbindung mit der Mama immer wieder herzustellen, wenn diese weggeht.

Schlafen aus der Baby-Perspektive

Versteh mich bitte nicht falsch, ich bin nicht per se gegen das Ablegen, ich bin selbst Mama und brauche abends auch etwas Freizeit und Ruhe. Ich möchte dich nur für die Perspektive deines Kindes sensibilisieren und mehr Verständnis schaffen. Manche Kinder lassen sich natürlich auch ablegen und schlafen dann gut weiter, ohne die Eltern immer wieder zu rufen beziehungsweise zu suchen. Viele wachen allerdings direkt nach dem Einschlafen oder gern nach etwa 30 Minuten wieder auf und bleiben wie auf der Lauer, bis die Eltern selbst ins Bett gehen, sich zum Kind legen oder es mit zu sich nehmen.

Haben wir dann überhaupt Optionen auf einen Feierabend ohne Kind? Ja, die haben wir. Aus meiner Erfahrung handelt es sich um ein vorübergehendes Verhalten, das insbesondere in der Zeit der beginnenden Fremden- und Trennungsangst stark ausgeprägt ist. Mit zunehmendem Alter und wachsender Autonomie legt sich diese Angst in der Regel. Wenn dieser Punkt genau dein Thema ist und du den Wunsch hast, mehr darüber zu erfahren, welche Möglichkeiten du hast, mit dem häufigen Erwachen am Abend umzugehen, lies unbedingt weiter. Im nächsten Kapitel habe ich dazu meine Erfahrungen beschrieben (siehe ab S. 117).

ROUTINEN FÜR KLEINKINDER

Aus den Babys sind mittlerweile Kleinkinder geworden, und man könnte meinen, dass sie nun genug Erfahrungen mit dem Ein- und Weiterschlafen gesammelt haben, damit es reibungslos klappt. Im besten Fall haben sie tatsächlich sehr viele positive Erfahrungen gesammelt und wissen, dass Schlafen sicher und geborgen möglich ist. Sie haben gelernt, sich beim Einschlafen zu entspannen, und nutzen verschiedene Brücken in den Schlaf, je nachdem wie es in ihrer Familie gelebt wird. Einige sagen jetzt bestimmt: »Ja, bei uns ist das genau so! Mein Kind geht total gern ins Bett und schläft problemlos ein.« Andere Eltern quälen sich dagegen mit unterschiedlichen Wehwehchen, die dieses Alter mit sich bringen kann. Das fängt an mit Streit rund um das Fertigmachen zum Schlafen, geht weiter bei der Diskussion, wie viele Bücher gelesen werden, mündet in Weinen, Aus-dem-Bett-Klettern und ewig langen Liegezeiten, bevor endlich der Schlaf heranschleicht. Dazu kommen Eltern, die schon vor dem Insbettbringen so angespannt und gereizt sind, dass regelmäßig Streit ausbricht, wenn das Kind nicht so mitmacht, wie sie sich das vorgestellt haben.

Kinder in der Autonomiephase

Und das trifft nicht nur Familien, die schon immer ein Thema mit dem Schlafen haben, sondern auch jene, bei denen die Babys zuvor ganz gut ins Bett gekommen sind. Warum ist das so, müsste es sich nicht alles zum Positiven entwickeln? Ja, das tut es auch, es sind keine Rückschritte, die die Kinder machen, sondern sie entwickeln sich tatsächlich weiter – und Achtung –, sie werden immer mehr zu Persönlichkeiten und erkennen, dass auch sie Wünsche formulieren können und uns sowie unser Verhalten damit beeinflussen. Manch einer würde sagen: »Sie manipulieren uns.« Ich sage: »Sie lernen sich selbst kennen und werden unabhängiger.«

Herzlich willkommen in der Autonomiephase, die vor dem Schlafengehen nicht Halt macht. Auch der Schlafbedarf kann sich in diesen Jahren sprunghaft ändern. Hier sind mögliche Gründe, weshalb es vor dem Schlafen turbulent wird:

» Der Schlafbedarf verändert sich.
» Das Kind möchte mitentscheiden.
» Das Kind fremdelt.
» Das Kind fantasiert.
» Es ist im Zwiespalt zwischen Nähe und Distanz zu den Eltern.

Routinen können meines Erachtens in diesem Alter sehr hilfreich sein, ich würde sogar sagen, sie sind gerade in diesem Alter am wertvollsten, denn Kinder können im Rahmen der Routinen sowohl ihre Autonomiebedürfnisse ausleben, Halt und Orientierung finden als auch Grenzen kennenlernen. Bei der Suche nach einer Abend- und Schlafroutine dürfen größere Kindern je nach Alter und Stärke des Autonomiestrebens gern mitreden. Ich empfehle, dass du zunächst selbst überlegst, was zu deinem Kind und eurer Familie passen könnte, und den groben Fahrplan feststeckst. Das Kind darf dann gern die Details mitentscheiden und aushandeln. Dies könnte in etwa so aussehen:

Du bastelst euch eine Tagesuhr oder Magnetwand (oder kaufst eine, ich möchte hier keinen zusätzlichen mental load produzieren), und wenn Schlafenszeit ist, wird zusammen nachgeschaut, was zu tun ist. Das Kind darf entscheiden, was heute als Erstes dran ist, zum Beispiel zuerst Umziehen, dann Zähneputzen, dann auf die Toilette gehen. Du legst fest, dass zwei Geschichten gelesen werden, aber das Kind sucht aus, welche es sind. Wenn das Kind abends zu müde für solche Aktionen ist oder viele Entscheidungen es noch überfordern, kannst auch du die Reihenfolge der Aufgaben fixieren und diese täglich im selben Ablauf rechtzeitig vor der Bettgehzeit ankündigen sowie begleiten.

Wir haben mit der Großen aktuell tatsächlich eine fixe Reihenfolge, denn am Abend sind die Kapazitäten erschöpft und jegliche Wahlmöglichkeiten führen eher zu Diskussionen. Also gehen wir ins Bad und dort ziehen wir uns um, putzen die Zähne, gehen auf die Toilette und dann wird ein Buch gelesen (zwei schaffe ich mit Baby nicht mehr). Nach dem Gute-Nacht-Sagen darf sie ein Hörbuch aussuchen und wir gehen aus dem Zimmer. Ich habe ehrlich gesagt am Abend ab spätestens 18 Uhr nicht die Erwartung an ein Kleinkind, dass es alles selbstständig erledigt. Wenn auch du merkst, dass die Lampen aus sind, dass es zu vermehrtem Quengeln und Weinen kommt, dann lohnt es sich, selbst noch mal kurz in die eigene Kraft zu gehen und zu führen. Damit meine ich, dass du mit deiner Gestik, Mimik und dem Gesagten deine Absichten unterstreichst. Das, was du tust, sollte zu dem passen, was du sagst. Wenn du also noch auf dem Sofa sitzt und dem Kleinkind erzählst: »Komm, wir gehen uns jetzt fertig machen«, könnte es schwieriger sein, als wenn du aufstehst, das Kind auf den Arm nimmst und sagst: »Jetzt lass uns mal schauen, welchen Pyjama du heute anziehst«. Du wechselst also in den **FULL-SERVICE-MODUS** und unterstützt beim Aufraffen, Umziehen und beim Fertigmachen. Sie werden trotzdem selbstständig – versprochen!

Grenzen

In den Beratungen sind neben dem häufigen Stillen die meisten Schwierigkeiten beim Einschlafen anzutreffen. Nicht verwunderlich für mich ist, dass die betroffenen Kinder meist tatsächlich etwas älter als ein Jahr sind. Zuvor haben die Eltern es geschafft, die Kleinen runterzufahren, zu wiegen oder in die Trage zu nehmen, und nun sind diese älter und melden ihre Sichtweise zum Schlafengehen an.

Warum Grenzen wichtig sind

Die Eltern eines eineinhalb Jahre alten Jungen baten mich um ein Gespräch. Ihre Einschlafsituation und die dazugehörige Routine passten für sie nicht mehr. Sie zog sich jeden Abend über mehrere Stunden. Zunächst machen sich alle bettfertig und legen sich dann in das Familienbett im Kinderzimmer, anschließend werden Bücher gelesen. Auf meine Nachfrage, wie viele denn oder wie lange, schmunzelten die Eltern, dass es mal drei oder auch mal zehn seien, je nachdem wie lange der Sohn weiterlesen möchte. Wenn es dann an das konkrete Einschlafen geht, fordere er die Mama auf, noch mal aufzustehen und durch das Haus zu laufen. Doch auch das führe nicht zum Einschlafen im Bett, denn danach wusele er noch länger durch das Zimmer, bis er weine und dann schunkelnd auf dem Arm der Mama einschlafe. Die Eltern erwarten Nachwuchs und fürchten, dass sie diese aufwendige Routine nicht mehr aufrechterhalten können.

Das Beispiel zeigt, dass auch Kleinkinder noch Unterstützung bei der Selbstberuhigung benötigen und gleichzeitig auch wichtige Lernerfahrungen sammeln dürfen, **WIE** Selbstberuhigung funktioniert.
»DIE RUHE KOMMT AUS DER RUHE« ist ein Satz, den ich häufig mit Eltern bespreche. Und dieser Satz ist doppelt gemeint, denn sowohl Kinder als auch Eltern dürfen beim Einschlafen zur Ruhe kommen. Hier im Beispiel kam aber niemand zur Ruhe und niemand wusste so recht, wo es lang geht. Der Junge blieb dann einfach so lange wach, bis er nicht mehr konnte und dann seine gewohnte Einschlafbrücke (das Wiegen) bekam. Für ihn war das ganze Hin und Her quasi die notwendige Routine, denn er konnte ja nicht sagen: »Mama, lass mal das Ganze vorher weg und nimm mich doch gleich in den Arm.« Aus Sicht der Eltern war das Verhalten nicht richtig nachvollziehbar, denn sie versuchten ja, in die Selbstständigkeit und in das gemeinsame Nebeneinanderliegen zu kommen – es klappte nur nicht.
In der Beratung besprachen wir die Notwendigkeit von Grenzen. Man könnte auch anders formuliert sagen, dass es in dieser Situation jemanden brauchte, der zeigte, wo es langgeht und wie Einschlafen in dieser Familie funktionieren soll. Im Gespräch wurde besprochen, das Vorlesen auf zwei bis drei Bücher zu beschränken, welche vorab ausgewählt werden. Da der Junge sich wünschte, abends dem Papa gute Nacht zu sagen, bauten wir dieses mit ein. Es sollte jedoch stattfinden, bevor die Mama mit dem Jungen ins Schlafzimmer geht, um nicht noch mal aufstehen zu müssen. Die Eltern wurden bestärkt, diese Abläufe klar zu kommunizieren und nach dem letzten Punkt des Rituals nicht wieder aufzustehen und neue Aktivitäten zu beginnen.
Seine eigenen Grenzen zu vertreten, gleich ob es körperliche oder emotionale sind, ist auch in der bedürfnisorientierten Erziehung vollkommen in Ordnung und sogar notwendig. Manche Kinder brauchen dabei mehr Rahmen und manche weniger. In diesem Fall merkte man jedoch, dass mehr Rahmen absolut okay wäre, denn der Junge kam am

Abend ja selbst lange nicht zur Ruhe. Mit auf den Weg gegeben habe ich, zudem das Schlaftagebuch (siehe S. 31) zu überprüfen, denn nur wer wirklich müde ist, möchte im Bett liegen bleiben. Gerade bei Kleinkindern würde ich folgende Aspekte anschauen:

- Ist das Kind müde genug? Ist der Tagschlaf noch angemessen? Wie viele Stunden vergehen zwischen dem letzten Aufwachen und dem tatsächlichen Einschlafen? Eventuell sollte der Tagschlaf früher stattfinden oder kürzer ausfallen? Vielleicht braucht das Kind keinen Tagschlaf mehr oder es kann abends später ins Bett gehen?
- Ist das Kind körperlich ausgelastet?
- Sind emotionale Bedürfnisse erfüllt? Hatte das Kind tagsüber Zeit, seinen »Bindungsakku« zu füllen?
- Ist das Kind satt? Muss es noch mal auf die Toilette? Hat es Ängste?
- Wie viel Medienkonsum gab es am Abend?
- Wie ist der Stresspegel in der Familie?
- Hatte das Kind Zeit runterzufahren?
- Welche Hilfe braucht es?

Ich kann nicht schlafen!

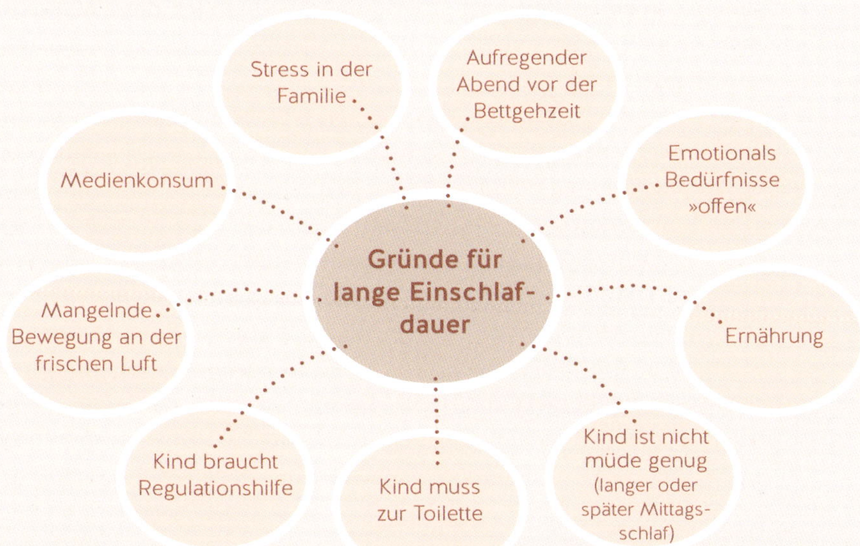
Gründe für lange Einschlaf-dauer
Stress in der Familie
Aufregender Abend vor der Bettgehzeit
Medienkonsum
Emotionals Bedürfnisse »offen«
Mangelnde Bewegung an der frischen Luft
Ernährung
Kind braucht Regulationshilfe
Kind muss zur Toilette
Kind ist nicht müde genug (langer oder später Mittags-schlaf)

Das Zauberwort lautet Entspannung

Entspannungsübungen können Kleinkinder auf vielfacher Ebene beim Einschlafen unterstützen, denn sie erfüllen gleich mehrere Bedürfnisse und Wünsche. Sie können körperliche und emotionale Entspannung fördern, sie füllen den Bindungstank und schenken emotionale Nähe sowie Hautkontakt. Und auch wir Eltern können bei diesen Übungen ein wenig runterfahren, was sich wiederum positiv auf die Gesamtsituation auswirkt.

Eine Übung, die in der Psychotherapie regelmäßig zum Einsatz kommt und wissenschaftlich gut belegt ist, nennt sich progressive Muskelrelaxation (PMR; Muskelentspannung) nach Jacobsen. Grundlage ist das Anspannen und Entspannen verschiedener Muskelgruppen, was mit ein wenig Übung und Routine sowohl bei Kindern als auch bei Erwachsenen positive Effekte wie Stressabbau, bessere Körperwahrnehmung und Reduktion von Unruhe und Anspannung haben kann. Das klingt doch nach guten Voraussetzungen zum Einschlafen!

Zum Üben sollte man am Anfang nicht direkt beim Einschlafen starten, sonst hast du beziehungsweise dein Kind kurz vor dem Einschlafen einen neuen und aufregenden Programmpunkt, der das Gegenteil bewirkt. Gut geeignet sind für jüngere Kinder Geschichten, in denen die Übungen eingebettet sind. Allerdings sind wohl die meisten Kleinkinder von einer PMR noch überfordert, weshalb ich diese Methode eher für dich selbst (auch wichtig!) oder für Kinder ab dem Vorschul- und Schulalter empfehle.

Jüngere Kinder profitieren eher von Traumreisen als Einstieg in die Welt der Entspannungsübungen. Traumreisen sind Geschichten, in die der Zuhörer (das Kind) eingebunden wird und die bestenfalls die Aktivität verschiedener Sinne ansprechen. Wichtig ist, dass die Geschichte leicht verständlich ist und positiv endet.

PMR und Traumreisen leben davon, dass sie langsam zur Routine werden und Körper sowie Geist lernen, diese Übung mit Entspannung zu verknüpfen. Gib dem Ganzen also etwas Zeit und etabliere es mit Freude anstelle von Ehrgeiz und Druck, das wäre nämlich genau der gegenteilige Effekt. Mittlerweile gibt es auch Apps, die solche Körper- und Sinnesübungen zum Einschlafen zur Verfügung stellen.

Häufig fragen sich Eltern, welche konkreten Schlafbrücken neben dem Abendritual für Kleinkinder in Ordnung seien. Prinzipiell gilt, dass alle Schlafbrücken, die für alle Beteiligten in Ordnung sind und funktionieren, auch gelebt werden dürfen. Wenn du noch stillst und dein Kleinkind dabei einschläft, prima. Wenn dein Kleinkind keinen Schnuller braucht, keine Flasche und auch keine Brust, sondern sich mit seinem Kuscheltier umdreht und einschläft – auch okay. Es gibt keine Regeln – und jeder, der etwas anderes behauptet, liegt falsch.
Deswegen gelten nach wie vor die Brücken, die auch für alle jüngeren Kinder gelten – mit einer Ausnahme: Kleinkinder können nun auch mit ihren älteren Geschwistern zusammen in einem großen Bett beziehungsweise im gemeinsamen Zimmer schlafen. Zuvor wurde das ja aufgrund von Sicherheitsvorkehrungen nicht empfohlen. Des Weiteren sind manche Kleinkinder nun von sich aus daran interessiert, etwas allein und selbstständig machen zu können, und wollen auch gar nicht mehr in der Trage oder auf dem Arm einschlafen. Auch hier dürfen wir unsere Kinder natürlich in dieser Bestrebung unterstützen und sie im Liegen einschlafen lassen. Mit mehr oder weniger Körperkontakt – ganz nach eurem Ermessen.

Schlafbrücken für Kleinkinder

- Stillen und Saugen
- Körperkontakt
- Anwesenheit der Eltern
- Kuscheltier
- Hörbuch hören
- Anwesenheit von Geschwistern

Unruhige oder aufgewühlte Kinder profitieren davon, wenn sie kurz gehalten werden, einen Arm auf Bauch oder Rücken spüren oder die elterliche Hand halten, damit sie zur Ruhe kommen. Das ist die klassische Co-Regulation, von der immer gesprochen wird. Du unterstützt dein Kind bei der Selbstberuhigung, bis es das irgendwann selbst kann. Da Kinder weiterhin stark am Modell lernen, genau beobachten und spüren, erinnere ich nochmals an die eigene Entspannung.

LERNERFAHRUNGEN UND SCHLAFTRAINING

Wir haben schon über verschiedene Lernerfahrungen gesprochen. Unser Ziel ist es, möglichst viele positive Lernerfahrungen rund um das Einschlafen und Weiterschlafen zu kreieren. Wenn ich meinen Ansatz manchen Kollegen und Kolleginnen vorstelle, sehe ich förmlich ihre Gedanken vor mir: »So ein Affentheater, nur um das Kind ins Bett zu bekommen. Da kann man sich das Leben aber auch schwer machen.« Auf meine Denk- und Herangehensweise folgen hin und wieder Hinweise wie diese: »Mit sechs Monaten kann man doch nachts abstillen, das Baby ins Bett legen und ein Schlaftraining durchführen. Dann sollte es doch klappen.« Oder: »Ich kann Ihnen die Ferber-Methode empfehlen. Mit sechs Monaten sollte das Kind wirklich nicht mehr in Ihrem Arm einschlafen.« Und zuletzt: »Ich sehe, Sie fühlen sich nicht wohl mit der Ferber-Methode. Dann legen Sie sie halt ins Gitterbett ohne wegzugehen. Nur nehmen Sie sie nicht hoch, wenn sie schreit, sonst lernt sie es nie.«

Ich kenne die Lerntheorien und die Möglichkeiten, einem Baby das Durchschlafen »beizubringen«. Diese Theorien begleiten mich seit meinem Studienbeginn beinahe täglich. Sie haben ihre Berechtigung, sie haben ihren Nutzen und doch bleiben sie Theorien, die eine ganzheitliche Betrachtung der Familie unmöglich machen. Viel zu schade ist es mir, unseren Kindern eine Theorie überzustülpen, die Lernerfahrungen schafft und dabei emotionale Narben hinterlässt. Und zum Glück haben wir hier auch schon ausführlich besprochen, dass es gar nicht um das reine Lernen geht, lernen kann man alles – die Frage ist, ob es gesund und nachhaltig ist und ob ich das Durchschlafen um jeden Preis erzwingen möchte – oder eben nicht.

Doch ein Schritt nach dem anderen, lass uns zunächst kurz das klassische Schlaftraining betrachten, damit wir eine gemeinsame Basis haben. Ein Schlaftraining beruht auf den Lerntheorien der operanten

Konditionierung (siehe S. 77), das heißt, dass ein Verhalten verstärkt oder gelöscht werden kann, je nachdem welche Konsequenzen auf dieses Verhalten folgen. Positive Konsequenzen führen dazu, dass ein Verhalten wiederholt wird und negative, dass es reduziert beziehungsweise ausgesetzt wird. Lob und Strafe sind uns allen ja sicher geläufige Erziehungsmethoden. Die Theorie geht davon aus, dass auch das Ein- und Weiterschlafen problemlos funktioniert, wenn das Kind nur die richtigen Antworten auf sein Verhalten bekommt. Wenn es aufwacht und immer wieder von den Eltern gefüttert oder getröstet wird, lernt es, immer wieder aufzuwachen und diese Hilfe einzufordern. Wenn die Eltern das Kind beispielsweise in den Schlaf wiegen, gewöhnt es sich daran und fordert diesen Service jeden Abend zum Einschlafen ein (Einschlafassoziation; siehe ab S. 81). Soweit können wir folgen.
Nun sollte es gemäß der Theorie tatsächlich ganz einfach sein, den umgekehrten Weg zu gehen: Wenn du möchtest, dass dein Kind schneller einschläft oder weniger Hilfe benötigt, dann darfst du ihm diese Hilfe nicht mehr geben. Oder positiv formuliert: dann sorge dafür, dass es lernt, ohne Unterstützung einzuschlafen. Wenn du möchtest, dass dein Kind nachts nicht mehr aufwacht, sorge dafür, dass es auch nachts lernt, ohne Hilfen weiterzuschlafen. Kurz gesagt: **DU** kannst mit deinem Erziehungsverhalten alles erreichen, was du möchtest, dein Kind muss nur die richtigen Lernerfahrungen sammeln.
Rund um diese Lerntheorien wurden die verschiedensten Schlaftrainings kreiert, sanfte oder radikale, langsamere und schnelle. Das bekannteste Buch hierzulande wurde bereits über eine Million Mal verkauft und ist noch heute in jeder Buchhandlung zu haben. Es beruht auf der Ferber-Methode.

Die Ferber-Methode

Auf Grundlage des Vorschlags von Dr. Ferber beschreiben die Autoren des deutschsprachigen Buchs »Jedes Kind kann schlafen lernen«, dass jedes gesunde Kind ab fünf bis sechs Monaten das Ein- und Durchschlafen lernen könne und um die zehn Stunden am Stück ohne Nahrung schaffe. Bereits ab der fünften bis siebten Lebenswoche könne man beginnen, nächtliche Mahlzeiten hinauszuzögern, um das

Durchschlafen zu üben. Nächtliche Stillmahlzeiten und andere Schlafgewohnheiten wie Nähe oder Anwesenheit der Eltern werden als ungünstig für das Durchschlafen betrachtet.
Zu Beginn des Trainings werden folglich alle Einschlafhilfen eingestellt und das Baby bei Müdigkeit wach in sein Bettchen gelegt. Die Eltern verlassen daraufhin das Zimmer und kommen nur zurück, wenn das Kind weint, allerdings erst nach Ablauf einiger Minuten. Das Kind wird kurz beruhigt, ohne es dabei hochzunehmen, und schon wenig später verlassen die Eltern den Raum erneut. Sie warten vor der Tür ab, ob das Kind sich von allein beruhigt, bevor sie zu ihm zurückgehen. Die Anzahl der Warteminuten wird dabei gesteigert.
Das Programm soll gemäß den Autoren wirksam sein, wenn es mehrere Tage konsequent angewandt wird, weil das Kind merkt, dass es sein Ziel nicht erreicht, und lernt, das Verhalten (Weinen) zu unterlassen und allein einzuschlafen. Auch bei nächtlichem Erwachen und Rufen könne man gemäß dieses Einschlafplans vorgehen. »Das Schlafbedürfnis ist stärker als die Gewohnheit, um die es kämpft.«, heißt es lapidar auf Seite 99.[24] Die Details zu verschiedenen Möglichkeiten des Trainings möchte ich ausklammern. Ich glaube, das Prinzip ist klar.

Kritik

Auch wenn ich als angehende Verhaltenstherapeutin den Ansatz der Autoren nachvollziehen kann und weiß, dass sie auf Grundlage von lerntheoretischen Erkenntnissen und gängiger Praxis schreiben und handeln, kann ich bei diesem Vorschlag und allen weiteren Versionen solcher Schlaftrainings in vielen Punkten nicht mitgehen.
Ich teile in diesem Abschnitt einige Aspekte, die aus fachlicher Sicht kritisch zu betrachten sind, um Eltern und Fachkräfte dafür zu sensibilisieren, dass weder Kinder noch der Schlaf sich zum Funktionieren bringen lassen. Schlafen ist viel mehr als Lernen. Etwas verändern zu wollen und/oder dem Kind neue Perspektiven aufzuzeigen, ist vollkommen in Ordnung und verständlich und kann auch ohne Machtkampf funktionieren. Und zwar indem man gemeinsam an einem Strang zieht. Es ist nicht nötig, gegen die Bedürfnisse seines eigenen Kindes anzukämpfen.

Ein weiterer Aspekt, der mich echt nachdenklich macht, ist die Tatsache, dass Eltern ziemlich alleingelassen werden, wenn sie Probleme beim Ein- und Durchschlafen wahrnehmen, wenn sie nicht mehr können und nicht mehr weiterwissen. Schlaftrainings und Schlafberatung darf jede und jeder anbieten und verkaufen, ohne eine Expertise vorzuweisen – ein Zustand, den ich stark kritisiere. Als Eltern hier das passende und seriöse Angebot herauszufiltern, halte ich für wirklich schwierig, aufwendig und zudem oftmals für sehr teuer. Und letztlich stecken hinter vielen als bedürfnisorientiert und sanft beworbenen Versprechen klassische Schlaftrainings. Ein bekannter Satz bei jeder Werbung von Arzneimitteln lautet: »Zu Risiken und Nebenwirkungen fragen sie ihren Arzt oder Apotheker.« Solche Risiken und Nebenwirkungen oder Alternativen werden Eltern allerdings selten mitgeteilt und aufgezeigt, wenn Schlaftrainings empfohlen werden.

Schlaftrainings sind auch nichts, was man anderen Eltern auf dem Spielplatz, im Zoo, Aquarium oder am Strand (alles schon erlebt!) rät. Glücklicherweise gibt es auch im Kreis meiner Kolleginnen und Kollegen mittlerweile Bestrebungen, das Schlaftraining zugunsten von bedürfnisorientierter Unterstützung zu ersetzen, und auch immer mehr Experten und Expertinnen sprechen sich öffentlich gegen das kontrollierte Schreienlassen aus.

Was Schlaftrainings übersehen

- Neben erlernten Einschlafbrücken gibt es natürliche Bedürfnisse nach Nahrung, Nähe und Körperkontakt, die sich nicht »löschen« lassen. Sie können zwar zeitweise unterdrückt oder ignoriert werden, verschwinden aber dadurch nicht. Eltern berichten nach einem Schlaftraining manchmal von forderndem Verhalten am Tag.
- Die Empfehlung, Schlaftrainings ab dem Alter von sechs Monaten einzusetzen, beachtet weder den individuellen Reifegrad des Kindes noch seine Persönlichkeit. Es kann bis dato keine allgemeingültige Aussage darüber getroffen werden, ab wann Kinder lernen (können), sich selbst zu beruhigen beziehungsweise selbstständig einzuschlafen, und ob es besser ist, ihnen dabei viel Selbstständigkeit und Eigenregulation zuzumuten oder konstante Co-Regulation

zu bieten. Oder vielleicht auch eine Mischung aus beidem? Wir wissen es schlichtweg nicht – vermutlich auch, weil es sich eben um einen sehr individuellen Prozess handelt. Es bleibt unsere Aufgabe als Eltern, eine Balance zwischen den kindlichen Bedürfnissen und Fähigkeiten sowie unseren Bedürfnissen und Kräften zu finden.

- Auf elterlicher Seite besteht oftmals keine grundlegende Bereitschaft, ein Schlaftraining durchzuführen und/oder konsequent durchzustehen.
- Die Beziehung zwischen Eltern und Kind, die tagsüber in der Regel auf feinfühliges und empathisches Verhalten gestützt ist, wird auf eine Probe gestellt. Zudem geraten Eltern nicht selten an ihre emotionalen Grenzen, da sie ohnehin schon müde und erschöpft sind. Dadurch kommt es häufig zum Trainingsabbruch, was für alle Beteiligten sehr frustrierend ist.
- Im Anschluss an ein begonnenes oder durchgeführtes Training kommt es zusätzlich oft zu Sorgen und Schuldgefühlen bis hin zu der Angst, das Kind traumatisiert zu haben.
- Kinder werden von einem auf den anderen Tag von einer komplett neuen Herangehensweise überrumpelt und zeigen in der Regel deutliche Stressreaktionen, wenn sie erstmalig allein einschlafen sollen. Gerade wenn sie bisher viel Hilfe und Unterstützung erhalten haben, stellt sie dieses Vorgehen nun vor hohe bis unerfüllbare Anforderungen bezüglich ihrer Selbstregulation. Bekanntermaßen ist Körperkontakt bei Stress und Erregung für Babys besonders wichtig, um sich beruhigen zu können. Dieser ist aber bei einem klassischen Schlaftraining nicht vorgesehen beziehungsweise begrenzt sich auf eine so kurze Zeitspanne, dass von Beruhigung nicht gesprochen werden kann.
- Wenn Kinder nach einem Training vor Müdigkeit, Erschöpfung und Resignation einschlafen, bleibt die Frage, ob sie sich selbst beruhigt haben oder ob sie aufgegeben haben. Ist es ein Lernerfolg oder eine Kapitulation? In einer solchen Situation könnte man meines Erachtens auch von einer Form der »erlernten Hilflosigkeit« nach Seligman sprechen. Das Kind lernt, dass die Umwelt nicht kontrollierbar ist, die eigene Handlung (das Weinen, Rufen) bewirkt kein positives

Ergebnis. Bei Generalisierung solcher Erfahrungen und Denkmuster können Verhaltensäußerungen wie Rückzug, Passivität und Angst entwickelt werden. Die Theorie der erlernten Hilflosigkeit gilt als Modell, um Formen von depressivem Verhalten zu erklären.

- Wir können festhalten, dass das Kind bei einem Schlaftraining lernt oder, sagen wir besser, die Erfahrung macht, ohne elterliche Hilfe einzuschlafen. In den meisten Fällen ist dies jedoch keine positive und angenehme Lernerfahrung, sondern der Entzug von Hilfe, Aufmerksamkeit und Zuwendung im Namen der Lerntheorie. Wie passt das damit zusammen, dass wir unseren Kindern Schlaf als etwas Erholsames, Entspanntes und Einfaches vermitteln möchten?
- Eine nicht seltene Nebenwirkung ist aus meiner Erfahrung der kurzzeitige Effekt des Trainings. Nicht selten versuchen Kinder bei einem nächsten Entwicklungsschritt oder nach aufregenden Tagen, Erkrankungen oder anderweitigen Erlebnissen, ihre Bedürfnisse nach Nähe und Zuwendung in der Nacht nochmals anzumelden. Sie sind dann eventuell schon etwas älter und können selbst aus dem Bett steigen. Was passiert dann? Wollen wir unsere Kinder dann wirklich in ihrem Zimmer festhalten, damit sie uns ja nicht nachts aufsuchen oder wecken? Hier ist meines Erachtens eine Eskalation vorprogrammiert, denn je älter die Kinder werden und je stärker sie für sich einstehen können (wenn sie es denn versuchen), desto stärker müssen diesem Konzept entsprechend auch die Erwachsenen dagegenhalten. Und so funktioniert für mich Beziehung nicht. Das ist Gewalt.
- Mir ist an dieser Stelle wichtig, aufzuzeigen, dass Schlaftrainings eben nicht das Mittel der Wahl sein müssen. Natürlich sind deine, die elterlichen, Bedürfnisse nach Erholung und Schlaf wichtig – genauso wichtig wie die kindlichen Bedürfnisse nach Zuwendung und Fürsorge. Und manchmal geht es wirklich nicht, alle Bedürfnisse gleichzeitig zu erfüllen – deswegen handelt das nächste Kapitel davon, dass manchmal auch Veränderungen und Kompromisse hermüssen. Und ich bin überzeugt, dass es möglich ist, diese Prozesse so zu gestalten, dass die Beziehung zwischen Eltern und Kind nicht darunter zu leiden braucht.[25]

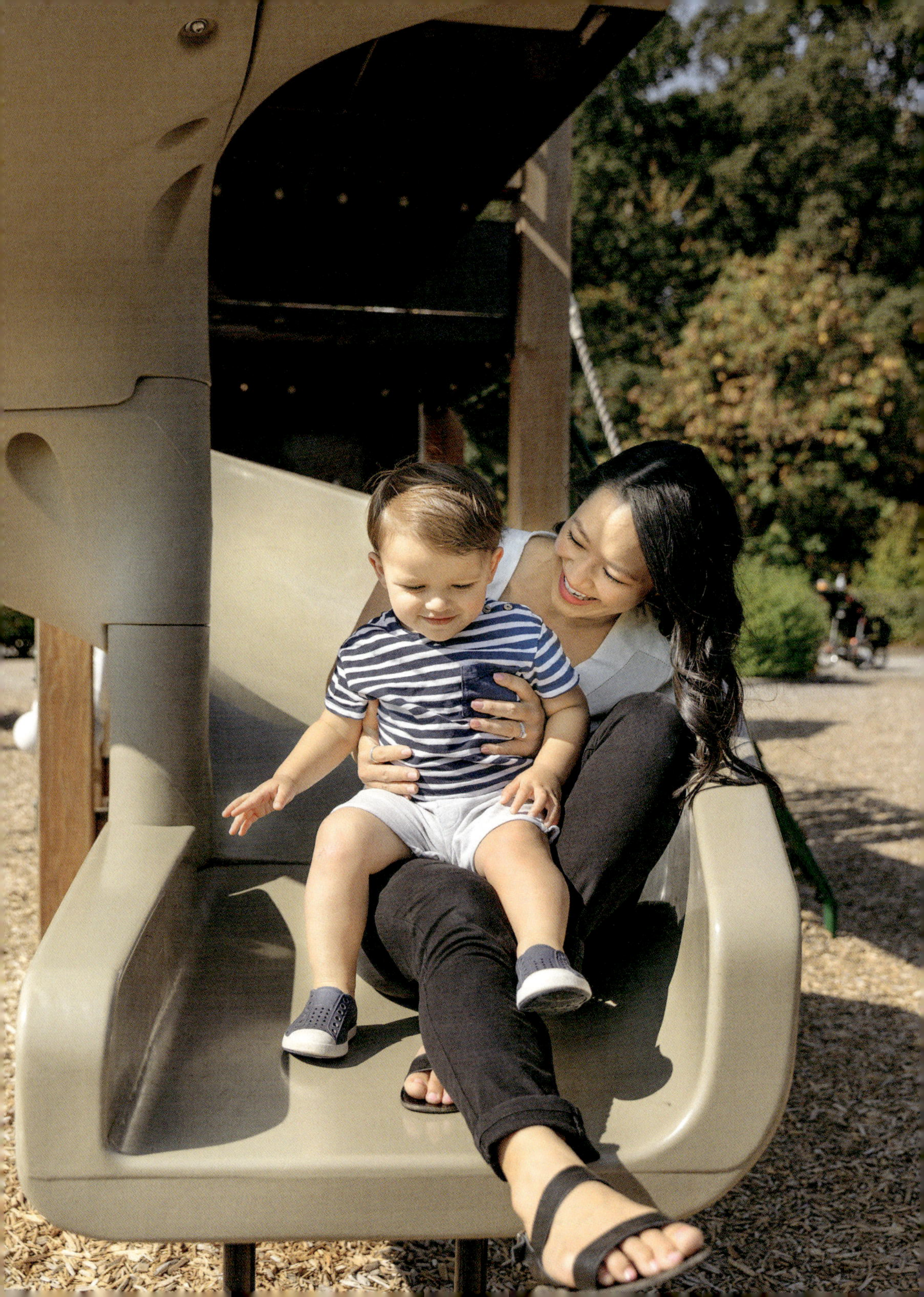

5

Alle im Blick

KOMPROMISSE

Ich, du, wir: Wie die Bedürfnisse aller Familienmitglieder unter einen Hut gebracht und immer wieder neu ausbalanciert werden können. Veränderungen sind immer möglich und lassen sich auf leisen Pfoten ins Familienleben integrieren.

NEUE WEGE GEHEN

Ich hoffe, du hast nach dem Lesen der vorangegangenen Kapitel wertvolle Erkenntnisse mitnehmen können und im besten Fall eine wertschätzende Haltung gegenüber dem Schlafverhalten deines Kindes entwickelt. Und doch kann beides gleichzeitig existieren: Verständnis und Erschöpfung. Vielleicht bist du an einem Punkt, an dem du bestimmte Situationen einfach nicht mehr aushalten kannst oder möchtest? Vielleicht fragst du dich, ob es nicht möglich ist, es von vornherein »richtig« zu machen? Lass mich daher ein wenig für dich sortieren: Es gibt ziemlich wenig zu beachten und ziemlich wenig falsch zu machen, denn zu jedem, wirklich jedem Zeitpunkt kannst du etwas, das für deine Familie nicht mehr passt, überdenken, anpassen oder verändern – orientiert am Alter und der Reife deines Kindes.

Wie sieht es bei dir im Augenblick aus?

Du bist abends schon sehr erschöpft und hast noch die Einschlafbegleitung deines Babys zu meistern. Dein Baby ist neun Monate alt und wird noch gestillt. Bisher hast du es immer im Körperkontakt in den Schlaf begleitet. Aber jetzt wünschst du dir abends mehr Ruhe, Freizeit beziehungsweise eine Aufgabe weniger. Kurz gesagt: Du möchtest etwas verändern.
Gemessen am Alter des Babys wäre es zu viel versprochen, zu behaupten, es könne jetzt schon lernen, selbstständig einzuschlafen. Das kann funktionieren – und gleichwohl wäre es normal, wenn dein Baby Trennungsangst zeigen und sich heftig dagegen wehren würde, allein einzuschlafen.
Zum Glück gibt es alternative Möglichkeiten, neue Wege zu erproben: Du könntest andere Bezugspersonen in die Einschlafbegleitung einbeziehen. Du könntest dir am Nachmittag Zeit für dich selbst nehmen, um abends wieder Kraft zu haben. Du könntest die Einschlafsituation so verändern, dass sie für dich zu einem entspannten Tagesabschluss wird. Oder du findest eine ganz andere, kreative Lösung, um deine Bedürfnisse zu erfüllen.

Ich kann nicht für alle Eventualitäten einen Schritt-für-Schritt-Plan erstellen, weil alle Kinder und Familien ganz individuell sind. Aber ich habe die Beratungsthemen der vergangenen Jahre ausgewertet und die »Baustellen« zusammengetragen, die am häufigsten zur Sprache kommen. Gewiss kannst du nach dem Lesen dieses Kapitels einen roten Faden erkennen und das Vorgehen in meinen Beispielen auf eure individuelle Fragestellung übertragen.
Neben dem Wissen zum Baby- und Kleinkindschlaf und meiner bedürfnisorientierten Haltung, bediene ich mich auch lerntheoretischer Elemente. Etwas zu trainieren oder besser gesagt zu lernen, ist nämlich völlig in Ordnung, wenn die Lernerfahrung altersangemessen ist und zur Persönlichkeit des Kindes sowie zu seiner Familie passt.

Du darfst ausdrücklich von meinem Vorgehen abweichen, wann immer du dich damit nicht wohlfühlst oder merkst, dass dein Kind noch nicht bereit dafür ist. Werde kreativ und entdecke neue, eigene Lernwege.

Gewohnheiten

Wir kommen in diesem Kapitel nicht umhin, über Gewohnheiten zu sprechen. Gewohnheiten sind beispielsweise Handlungen und Emotionen, die dein Kind beim Ein- und Weiterschlafen wiederkehrend gemacht oder erlebt hat und die dadurch zu einer Art Automatismus geworden sind. Stell dir zum Beispiel vor, im Gehirn wird eine neue Verknüpfung gebaut. Zum Beispiel diese: »Ich fühle mich müde, und dann hält meine Mama mich im Arm und ich schlafe dabei ein.«
Wenn das Baby entspannt im Schlafzimmer auf dem Arm einschläft, hat es eine kleine Idee davon erhalten, dass man im Schlafzimmer auf dem Arm der Mama gut einschlafen kann. Es wird aber nicht direkt erwarten, dass es morgen wieder so sein wird. Und falls ihr morgen tatsächlich wieder im Schlafzimmer steht und du dein Baby auf dem Arm hältst, wird es auch nicht direkt ahnen, dass es nun ans Schlafen geht. Nach einigen Wochen und Monaten dieser wiederkehrenden

Erfahrung »Ich bin müde und schlafe entspannt auf dem Arm meiner Mama ein« sieht es dagegen schon anders aus.
Beim Betreten des Schlafzimmers oder noch vorher beim Umziehen und Wickeln kann deinem Kind schon klar sein: Bald ist Schlafenszeit. Und wenn ihr dann das Schlafzimmer betretet und es schon etwas müde ist, wird es seinen Kopf an dich lehnen und vielleicht schon von selbst in deine Armbeuge rutschen, weil es weiß, dass es gleich im Arm einschlafen darf. Dieses Verhalten ist zu einem festen Ablauf, zu einer Gewohnheit, geworden, die im Gehirn automatisch abgespult wird. Dein Baby erwartet nun, dass jeder Abend so verläuft, und sein Gehirn liebt diese Routine.
Wenn du diese Routine, diese Gewohnheit, jetzt ändern möchtest, hast **DU** dir vielleicht schon länger Gedanken darüber gemacht und womöglich auch einen Plan entwickelt. Doch das alles weiß dein Kind nicht. **DU** beginnst, deinen Plan umzusetzen, und bei deinem Kind klingeln verwundert die Alarmglocken: »Wo ist meine Routine, meine Gewohnheit, wo ist **MEINE BRÜCKE** in den Schlaf?« Mitunter kennt dein Kind bisher nur einen einzigen Weg in den Schlaf (nämlich auf deinem Arm) und sein Gehirn wehrt sich regelrecht gegen die von dir angestoßene Veränderung. Komm mal kurz mit auf eine kleine Gedankenreise, dann kannst du dich vielleicht leichter in dein Kind hineinversetzen und es besser verstehen.

Auf dem Spielplatz

Ihr (du und dein Kind) besucht einen Spielplatz, auf dem zwei Rutschen stehen. Eine kleinere, gerade Rutsche und eine größere Wellenrutsche. Die kleine Rutsche ist dein Kind schon häufig allein gerutscht. Heute beobachtet es, wie andere Kinder die große Rutsche hinuntersausen und dabei vor Freude lachen. Du merkst, dass dein Kind auch gerne mitrutschen würde und sich gleichzeitig unsicher ist, ob es sich traut. Du selbst kennst die Rutsche und weißt, dass sie weder zu schnell noch zu gefährlich für dein Kind ist und es diese mit oder ohne deine Hilfe schaffen wird. Du möchtest es nun ermutigen, die Rutsche auszuprobieren und bietest an, gemeinsam hochzuklettern. Dein Kind ist einverstanden und so geht ihr los. Oben angekommen merkst du, wie es zögert. Es hat Angst, weil ihm unklar ist, was

gleich passiert. Wird es sehr schnell sein? Wird es sich gut anfühlen? Wird es sich beim Rutschen noch festhalten können? Wird es unten auf den Po fallen? Nein, lieber doch nicht. Dein Kind zieht an deiner Hand und möchte zurück zur kleinen Rutsche gehen. In dem Moment huscht ein anderes Kind vorbei und rutscht hinunter. Unten angekommen ruft es: »Nochmal!« Du siehst die Verwirrung deines Kindes, es kann sich nicht entscheiden, was nun zu tun ist, und beginnt zu weinen. Du nimmst es in den Arm und tröstest es so lange, bis es nicht mehr weint. Dann erklärst du ihm, dass es völlig okay ist, Angst zu haben, bevor man zum ersten Mal so eine große Rutsche ausprobiert. Du bietest an, gemeinsam zu rutschen, und dein Kind ist einverstanden. Also nimmst du es auf den Schoß und setzt dich in Startposition. Dein Kind vertraut darauf, dass du die Situation richtig einschätzt und es sicher hinunterbringst.
Wenn wir erst einmal unten sind, wird es merken, dass es Spaß macht und sicher ist, denkst du dir. Du sagst deinem Kind, dass es gleich losgeht und ihr bei »drei« losrutscht. Du spürst, wie es deine Hände fest umfasst. Du versuchst, es ein wenig abzulenken, indem du vorschlägst, gemeinsam bis drei zu zählen und dann loszurutschen. So rutscht ihr los, du hältst dein Kind fest im Arm, bis ihr unten angekommen seid. Geschafft.
Dein Kind wirkt erleichtert und gleichzeitig noch ein wenig angespannt. Es hat ihm schon gefallen hinunterzurutschen und gleichzeitig war es auch ganz schön aufregend. Du freust dich, dass ihr es zusammen gemeistert habt, und versprichst, dass es schon beim nächsten Mal weniger beängstigend sein wird. Und tatsächlich: Dein Kind probiert es gleich nochmal mit dir zusammen und nach drei weiteren Abfahrten sitzt es nicht mehr auf deinem Schoß, sondern ihr rutscht nebeneinander Hand in Hand.
Am nächsten Tag traut sich dein Kind das erste Mal, selbst zu rutschen. Es hat die Erfahrung gemacht, dass auch die große Rutsche ganz sicher ist. Nach einigen Tagen gibt es keinen Unterschied mehr, dein Kind kann beide Rutschen nutzen. An den meisten Tagen bevorzugt es die große Wellenrutsche, weil man da so ein schönes Kribbeln im Bauch spürt.

Diese kleine Geschichte zeigt, dass Veränderungen, die von uns Eltern und nicht vom Kind aus initiiert werden, meist erst mal auf Ablehnung, Unsicherheit, Angst, Wut oder Trauer stoßen.

Diese Reaktion ist völlig in Ordnung und berechtigt, denn die Kinder fühlen sich nun mal sicher und gut mit ihren Gewohnheiten. Die Geschichte zeigt auch, dass es gar nicht so einfach ist, eine alte Gewohnheit durch neues Verhalten zu ersetzen (vgl. Abbildung unten).
Gewohnte Abläufe und Handlungen sind für unser Gehirn praktisch und energiesparend, daher wehrt es sich regelrecht dagegen, diese gegen etwas Neues, Fremdes und somit Anstrengendes einzutauschen. Das kennst du sicherlich auch: Immer, wenn du versuchst, statt auf dem Sofa fernzusehen (Gewohnheit) ein wenig Sport zu machen (neues Verhalten), meldet sich der innere Schweinehund und erklärt, dass es leichter ist, bei deinem alten Verhalten zu bleiben.
Hier lohnt es sich, dran zu bleiben und das neue, anstrengende Verhalten zu einer Gewohnheit werden zu lassen. Und genau hierbei können wir auch unseren Kindern helfen – langsam neue Routinen zu etablieren, die dem Alter und den Fähigkeiten des Kindes entsprechen.

Gewohnheiten verändern

Mit dem Bild der Wellenrutsche im Hinterkopf, empfehle ich vor einer Veränderung alter Gewohnheiten ein wenig Vorbereitung zu treffen. Warum? Weil nichts blöder ist, als zu einer steilen Rutsche hochzuklettern und mittendrin zu merken: »Jap, es ist genauso schlimm, wie ich es mir gedacht habe. Noch mal gehe ich da nicht rauf.«
Vorbereitung klingt nun für einige etwas groß, doch je nachdem wie stark die Veränderung ist (zum Beispiel gerade beim nächtlichen Abstillen, siehe S. 176), lohnt es sich, das Vorhaben zu durchdenken und,

Veränderung macht erst mal Stress

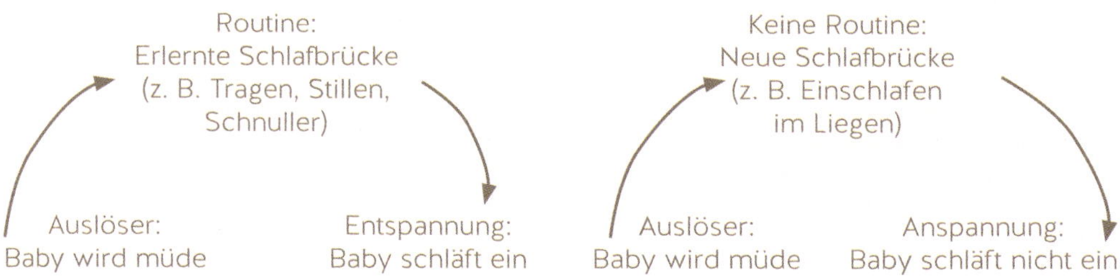

besser noch, sich vorab seine Ziele, Wünsche, Sorgen und Handlungsmöglichkeiten zu notieren und diese bei Bedarf auch mit dem Partner oder der Partnerin zu teilen.

Veränderungen vorbereiten

Kinder sind keine kleinen Erwachsenen, sie funktionieren nicht nach Plan. Der Plan dient deiner Klarheit, Motivation und Sicherheit, damit du die Veränderung als Fels in der Brandung begleiten kannst. Wenn also etwas nicht so läuft, wie **DU** es dir vorgestellt oder ausgemalt hast, dann ist das in Ordnung. Greife dann auf deine zuvor überlegten Backups (Wenn-Dann-Pläne, siehe S. 124 und 125) zurück, hole dir Hilfe oder entscheide im Zweifel, abzubrechen und ein anderes Mal zu beginnen. Lass zwischen den einzelnen Versuchen einige Tage verstreichen. Vielleicht ist bei deinem Kind gerade ein Infekt im Anmarsch, es ist aufgewühlt von der Krippe oder einfach noch nicht so weit.

Wie lange dauert eine Veränderung?

Eine Veränderung kostet Zeit und Kraft. Besonders schwierig ist es, diese Kraft aufzubringen, wenn du sowieso schon müde und erschöpft bist. Wenn du die Möglichkeit hast und die Veränderung nicht dringlich ist, empfehle ich dir, einige Tage auf Sparflamme zu gehen und die Veränderung dann zu beginnen, wenn du Raum, Zeit und bestenfalls Unterstützung hast. Es werden in der Regel drei bis fünf Tage auf euch zukommen, die noch anstrengender und intensiver sind als gewohnt. Es bietet sich daher ein verlängertes Wochenende oder ein Urlaub an, bei dem du und dein Partner, deine Partnerin beziehungsweise andere Bezugspersonen zu Hause sind. Wenn dies in naher Zukunft nicht ansteht, beginne beispielsweise an einem Freitag und nutze das Wochenende, wenn dein Partner, deine Partnerin oder andere Familienmitglieder dich besser entlasten können.
Eine (Ein-)Schlafgewohnheit sollte möglichst nicht verändert werden, wenn ein Urlaub, die Krippeneingewöhnung, ein Umzug oder ähnliche Umbrüche kurz bevorstehen. Generell suchen Kinder bei Veränderungen die Nähe und Zuwendung der Bezugspersonen (Bindungsverhalten wird aktiv, siehe S. 51). Der Versuch, zu einem solchen Zeitpunkt

PRAXIS-TOOL: Ziele formulieren und umsetzen mit WOOP

Bevor du handelst, gilt es zu überlegen: Was möchte ich wirklich? Was soll sich ändern, was ist überhaupt mein Ziel? Es reicht natürlich nicht, nur ein Ziel vor Augen zu haben, du möchtest ja auch in die Umsetzung kommen und dein Ziel erreichen. Bei der Vorbereitung könnte dich die von Gabriele Oettingen entwickelte WOOP-Methode unterstützen.[26] Die WOOP-Methode gilt als Selbstregulationsstrategie, die in allen Lebensbereichen anwendbar ist, um Verhalten zu ändern.

Im ersten Schritt wird ein gewünschtes Ziel oder ein Wunsch (wish) imaginiert. Wichtig ist, dass der Wunsch erfüllbar sein muss (hier: das Kind nicht überfordern). Im zweiten Schritt werden die positiven Folgen der Wunscherfüllung oder Zielerreichung (outcome) ausgemalt. Im dritten Schritt sollen die größten Hindernisse, die aktuell der Zielerreichung im Wege stehen (obstacle), vorgestellt und lebhaft ausgemalt werden. Im vierten Schritt soll anschließend ein Plan (plan) erstellt und überlegt werden, was getan werden kann, um die Hindernisse zu überwinden. Die Überwindung der Hindernisse soll in Form eines Wenn-dann-Plans formuliert werden. Hier ein Beispiel:

1. **Wish**: mehr Sport treiben trotz Müdigkeit
2. **Outcome:** eine gute Kondition bekommen, Kontakt zu anderen Leuten verbessern, Spaß, sich vital fühlen
3. **Obstacle:** Müdigkeit, Zeitmangel, Angst vor der Anstrengung
4. **Plan:** »Wenn mein Partner nach Hause kommt, nehme ich die gepackte Sporttasche und fahre los. Ich verabrede mich vorher mit einer Freundin im Fitnessstudio.«

Wie kannst du die WOOP-Methode im Kontext »Schlafen« nutzen? Ich habe dir dazu ein Beispiel aufgeschrieben:

Die Eltern möchten die zwölf Monate alte Pia zukünftig ohne Tragen und Wiegen in den Schlaf begleiten. Pias Mutter notiert Folgendes.
Wish: Ich möchte, dass wir friedlich im Liegen einschlafen.

Jetzt notieren die Eltern die Vorteile ihres Zieles (wenn du keine findest, kannst du dich fragen, warum eine Veränderung nötig ist).
Outcome: entspannte Einschlafsituation, weniger Rückenschmerzen, Pia wird eigenständiger, mehr Freizeit am Abend

Nun notieren die Eltern, was sie daran hindert, die Veränderung umzusetzen und welche Sorgen oder Befürchtungen sie haben.
Obstacle: Das Kind wird stark weinen, das Einschlafen dauert erst mal länger, der Prozess kostet viel Kraft.

Zuletzt überlegen sie sich für jede Sorge, jeden Zweifel und jede Befürchtung einen »Plan«. Was können sie tun, um die Zweifel auszuräumen, was können sie tun, wenn ihre Ängste sich bewahrheiten?

Wenn-dann-Pläne:
1. Wenn mein Kind weint, werde ich es auf den Arm nehmen und ein wenig tragen, bis es sich beruhigt. Anschließend legen wir uns wieder hin.
2. Wenn ich keine Kraft mehr habe, bitte ich meinen Partner um Hilfe. Ich informiere ihn vorher über meinen Plan.
3. Wenn das Einschlafen lange dauert, dann höre ich über Kopfhörer einen Podcast oder lese ein Buch. Dadurch kann ich mich beruhigen und entspannen. In den Tagen der Veränderung werde ich abendliche Termine oder Verpflichtungen absagen, damit ich keinen Zeitdruck habe.

Vielleicht fühlst du dich schon jetzt bereit, dein eigenes WOOP zu schreiben. Um deine eigenen Wenn-dann-Pläne zu entwickeln, darfst du dich gern bei den Elementen aus den nachfolgenden Beispielen bedienen.

abzustillen, selbstständiges Einschlafen zu üben oder erstmalig bei Oma zu übernachten, könnte buchstäblich in die Hose gehen, weil das Kind keine Kapazitäten für noch mehr Veränderung hat und sich regelrecht anklammert.

Oft werde ich gefragt, wie viel Zeit man insgesamt einplanen sollte, um eine Veränderung umzusetzen. Zum Beispiel: »Wie lange vorher beginne ich, wenn wir im Juli in den Urlaub fahren?« Oder: »Ich möchte vor der Eingewöhnung in die Krippe abstillen. Wann beginne ich das zu üben?« Diese Fragen lassen sich wie immer nicht pauschal beantworten, denn es kommt ja auch darauf an, wie stark die Gewohnheit bereits ist und wie häufig oder kleinschrittig die Veränderung eingeführt werden soll. Es kann also zwischen drei, vier Tagen bis zu drei oder vier Wochen dauern, bis in der betreffenden Familie wirklich Ruhe und Entspannung einkehrt.

Bei welchem Schläfchen beginnen wir eine Veränderung?

Prinzipiell beginnst du dort, wo du am meisten Zeit und Kapazitäten hast, denn nur wenn du ohne Druck und Stress begleiten kannst, werden positive Lernerfahrungen gesammelt. Dein Kind spürt sofort, wenn du angespannt oder nicht ganz bei der Sache bist. Wenn es dir möglich ist, dann beginne ruhig tagsüber bei einem der ersten Tagschläfchen. Besonders am Morgen oder am Vormittag schlafen Babys gut ein und haben Kapazitäten für neue Lernerfahrungen frei. Am Nachmittag sind Kopf und Körper häufig schon müde und es fällt schwer, Neues anzunehmen.

Auch Konstanz spielt eine nicht unerhebliche Rolle. Je mehr Schläfchen das Kind mit seiner neuen Schlafbrücke meistert, desto schneller und fester wird die neue Lernerfahrung. Du kannst es dir so vorstellen, als würdest du heute mit dem Klavierspielen beginnen. Wenn du mehrmals täglich übst, wirst du schon bald dein erstes Stück spielen können. Wenn du einmal die Woche für eine Stunde übst, wird es mit Sicherheit deutlich länger dauern.

Wenn du dich also für einen neuen Weg entscheidest, dann wird die Veränderung schneller gelingen, wenn in der nächsten Zeit alle Schläfchen neu organisiert werden. Auch ist es für ein Baby oder Kleinkind schwer verständlich, wieso das Schläfchen am Vormittag im Schlafzimmer im Liegen stattfindet und das Mittagsschläfchen im Schlafzimmer wieder auf dem Pezziball und in Mamas Arm. Was also das Schlaf- beziehungsweise Kinderzimmer betrifft, ist es hilfreich, sich für eine einheitliche Vorgehensweise zu entscheiden.

Soll ich in jedem Fall konsequent bleiben?

Ich hatte zuvor angedeutet, dass es für Kinder verständlicher und einfacher ist, eine Veränderung anzunehmen, wenn du selbst klar und eindeutig in deinem Ziel und deiner Kommunikation bist (dazu zählt auch die Körpersprache!). Wenn du beispielsweise das Einschlafen ohne Stillen etablieren möchtest und diesen Entschluss für dich wirklich gefasst hast, wird es für dein Kind überhaupt nicht verständlich sein, wenn ihm die Brust zehn Minuten verweigert wird und du es dann doch stillst. Vor allem wenn sich dieses Muster wiederholt und solche Versuche immer wieder begonnen und abgebrochen werden, kann eine Fehlkommunikation entstehen.

Dein Baby denkt: »Mama, du verstehst mich wohl nicht recht, ich möchte an die Brust zum Stillen. Du verstehst es scheinbar nur, wenn ich laut und energisch darauf aufmerksam mache, also tue ich dies auch.« Dein Kind wird also denken, es gehört zum neuen guten Ton beim Einschlafen, weinen zu müssen, damit es doch noch zum Stillen kommt. Und nun wird es wirklich noch schwieriger, bei einem neuen Versuch zu erklären, dass es **DIESES MAL** wirklich nicht gestillt wird. Wenn du also bei einer Veränderung noch unsicher bist, denk lieber einmal mehr darüber nach. **NUTZE DIE WOOP-METHODE** (siehe S. 124), sprich mit deinem Partner, deiner Partnerin oder Bezugspersonen oder lass dich beraten, um einen Entschluss zu fassen.

Ein konsistentes, also zuverlässiges und vorhersehbares Verhalten ist tatsächlich wichtig, sonst kann sich keine Sicherheit entwickeln.

Das heißt also durchziehen um jeden Preis?

Nein, das heißt es auch wieder nicht. Wenn du dir darüber im Klaren bist, dass sich etwas verändern soll, und damit beginnst, deinen Plan umzusetzen, kannst du das Projekt trotzdem vorzeitig beenden. Vielleicht passiert währenddessen etwas, das dir Sorge bereitet: Du bekommst selbst Angst oder Zweifel, hast das Gefühl, dass du dein Kind nicht beruhigen kannst, oder bist dir nicht sicher, ob es wirklich gesund ist. In diesen Fällen ist es okay, wenn du abbrichst.

Kläre zunächst deine aufgekommenen Fragen oder Sorgen, bevor du neu startest. Das ist völlig in Ordnung und hat nichts mit Versagen zu tun. Vielleicht zeigt sich am nächsten Tag, dass dein Kind eine Mittelohrentzündung hatte oder ein Zahn durchbricht oder, oder, oder ... Du bist in der Verantwortung und kennst dein Kind am besten.

TIPP
Selbstbestimmung

Coachings oder Trainings, die dir etwas anderes vermitteln, zum Beispiel, dass du auf jeden Fall hart und konsequent bleiben musst, würde ich direkt beenden.

Wer soll die Veränderung begleiten?

Eine häufige Frage betrifft zudem einen ganz praktischen Aspekt: Wer soll die Veränderung begleiten? Und wie genau soll eine andere Bezugsperson dabei unterstützen? Zunächst gilt es, sich gemeinsam auszutauschen und eine Idee davon zu entwickeln, wofür die Veränderung nötig ist. Hier kann für mehr Klarheit mit der WOOP-Methode (siehe S. 124) gearbeitet werden. Grundsätzlich kann eine Veränderung von jeder Bezugsperson mit einer engen und sicheren Bindung begleitet werden. Neben einer neuen Einschlafbrücke ist es für manche Kinder schwieriger, auch noch eine neue Bezugsperson beim Einschlafen bei sich zu haben. Andere Eltern wiederum entscheiden, dass derjenige Elternteil begleitet, der selbst entspannter bleiben kann, wenn das Kind Emotionen zeigt. Auch das macht für mich Sinn.

Eine Besonderheit ist das (nächtliche) Abstillen – darauf gehe ich explizit noch ein (siehe S. 176). Wichtig ist für mich nicht, wer die Veränderung begleitet, sondern dass diese Person in dem Moment die Hoheit über die Situation hat. Sprich: Wenn der Papa das Kind mittags in den Schlaf begleiten möchte, dann kann die Mama nicht nach fünf Minuten ins Zimmer kommen und bestimmen, wie es zu laufen hat.

So lief es bei uns

Um mal aus dem Nähkästchen zu plaudern: Bei unserer Großen wollte mein Mann die Einschlafbegleitung übernehmen, und ich habe **NICHTS** *von dem befolgt, was ich hier beschreibe. Bin zu Hause geblieben, habe unten im Wohnzimmer gehorcht und bin nach zehn Minuten rein, um das weinende Kind aus dem Arm meines Mannes zu nehmen. Für das Kind natürlich* **DER** *Beweis: Mama ist auch da und kommt, wenn ich traurig bin, und Papa kriegt das scheinbar nicht hin. Mea culpa an dieser Stelle an meinen Mann, da hatte er keine Chance. Nachdem mir das klar geworden war, konnten wir es zu einem späteren Zeitpunkt erfolgreicher versuchen.*

Sprecht als Erwachsene also **VORHER** ab, welche Zeichen ihr euch gebt, wenn Unterstützung nötig ist, und dieses Zeichen gibt dann derjenige, der begleitet. Auch entscheidet diese Person, wann die Situation aufgelöst wird. Da braucht es auch im Vorfeld keine Zeitangabe wie zum Beispiel nach fünf Minuten wird bei Weinen abgebrochen. Das ist Quatsch. Wichtig ist, dass die Bezugsperson mit dem Kind gemeinsam einen guten Weg findet und das Gefühl hat, sicher zu sein und das Kind trösten zu können. Und diese Person darf dann auch die Verantwortung übernehmen und entscheiden, was das Kind braucht, um eine gute Lernerfahrung zu machen.

Geht es auch ohne Weinen?

Nun kommen wir direkt zu **DER** Frage: Geht es auch ohne Tränen? Was ist der sanfteste Weg? Ich glaube, die Frage geht von der Annahme aus, dass eine Veränderung **OHNE** Tränen oder negative Emotionen allgemein besser sei als eine **MIT** negativen Emotionen. Ich würde das tatsächlich gar nicht auf Grundlage dieser Beobachtung allein bewerten. Eine Veränderung ist für mich positiv, wenn das Kind positive Lernerfahrungen sammeln kann und gleichzeitig in seinen Grundbedürfnissen gesehen wird. Es kann durchaus sein, dass ein Kind zu Beginn einer Veränderung verwirrt, frustriert und traurig ist.

Stell dir vor, du darfst am Abend nicht mehr fernsehen und deine Serie geht ohne dich ins Staffelfinale. Dein Partner teilt dir diesen Entschluss eine Minute vor Serienbeginn mit oder macht gar den Fernseher aus, während du davorsitzt. Wie reagierst du? Kannst du sofort etwas Positives an dieser Aktion erkennen? Oder bist du erst mal wütend, weißt nichts mit dir anzufangen und bist einige Tage schlecht gelaunt? Nicht selten wird es heftigen Streit mit dem Partner geben. Erst in einigen Tagen wirst du diese neu gewonnene Zeit wertschätzen können und beispielsweise mit dem Partner, der Partnerin ein neues Hobby entdecken oder die Zeit für eine andere Beschäftigung nutzen. So ähnlich wird es auch unseren Kindern gehen!

Klar gibt es Prozesse, bei denen Veränderungen von Schlafgewohnheiten ganz kleinschrittig stattfinden und keine Tränen fließen. Meist sind die Kinder schon etwas älter, verständiger und können schon sprechen. Oder sie sind in ihrer Entwicklung so weit, dass sie auf Wiegen oder Stillen nicht mehr angewiesen sind, weil sie sich anders regulieren können. Oder es sind Kinder, die eher ein ruhiges Temperament haben und auf Veränderungen einfach nicht so stark reagieren. Grundsätzlich zeigen die meisten Kinder Emotionen bei Veränderungen. Das ist eher die Regel als die Ausnahme. Und meistens sind diese Emotionen gleichzeitig nicht so stark, wie die Eltern vorher annahmen.

Bitte denke auch daran, dass es keinen Sinn macht, eine Gewohnheit mit verhaltenstherapeutischen Methoden zu verändern, bevor du nicht sichergestellt hast, dass dein Kind gesund ist und/oder nicht gut ein- beziehungsweise weiterschlafen kann, weil der Tag-Nacht-Rhythmus durcheinander ist oder weil es nicht müde genug ist. Lass bei Verdacht oder Unsicherheiten auch (organische) Schlafstörungen abklären (siehe S. 190). Es ist unheimlich wichtig, dass du bei einer Veränderung von Gewohnheiten da bist, deinem Kind seine Gefühle zugestehst, es tröstest und ihm neue Wege in den Schlaf bahnst.

SPEZIELLE GEWOHNHEITEN VERÄNDERN

Nun hast du dich vorbereit und bist motiviert, eine konkrete Situation anzugehen, die dich schon länger stört. Manche legen direkt los und machen einfach, und andere fragen sich: »Wie gehe ich es denn genau an?« Mir geht es manchmal so, dass ich am liebsten einen Schritt-für-Schritt-Plan hätte, der mir sagt, wie es garantiert funktioniert.
Diesen Plan gibt es in der Realität so leider nicht und all jene, die uns einen solchen Plan verkaufen, können auch nicht garantieren, dass er funktioniert. Was du tun kannst, ist herauszufinden, was das eigentliche Bedürfnis deines Kindes ist, dieses Bedürfnis zu erfüllen und neue, dazu passende Lernerfahrungen zu kreieren. Alte Gewohnheiten oder Erfahrungen zu löschen, ist unheimlich schwer, deshalb funktionieren die meisten Schlaftrainings auch nur kurzfristig oder es kommt zu Rückfällen, sobald die Eltern mal nicht »hart« bleiben.
Was ich dir daher anbieten möchte, ist eine nachhaltige Veränderung, und die erschaffst du mit deinem Kind, indem ihr **NEUE** Vernetzungen im Gehirn baut, die von einem Trampelpfad zur Autobahn werden. Und diese Art zu lernen, ist eine positive Art, wenn diese Erfahrungen mit positiven Gefühlen und Entspannung verknüpft werden. Konzentriere dich daher viel mehr auf das, was entstehen soll, als darauf, **WIE** du das alte Verhalten entfernen kannst. Um es dir noch plastischer zu machen, können wir nun die häufigsten Beratungsgründe durchgehen und ich gebe dir Impulse, wie du neues Verhalten Schritt für Schritt etablieren kannst.

Einschlafen ohne Bewegung

Einschlafen mit Wiegen auf dem Arm von Mama oder Papa, in der Federwiege mit Motor, im Kinderwagen oder im Auto: Viele Neugeborene und kleine Babys kommen durch die gleichförmige Bewegung schneller und effektiver zur Ruhe als allein in ihrem Bettchen. Nach alldem, was wir über den Babyschlaf wissen, eigentlich logisch. Auch in einer Trage oder einem Tuch fühlen sich die meisten Babys sehr wohl, weil der Körperkontakt zu den Bezugspersonen so beruhigend und sicher ist. Für viele Eltern ist »Bewegung« eine zuverlässige Einschlafmethode und kann den Alltag somit ungemein erleichtern.

In einigen Fällen wird diese Schlafbrücke jedoch so hartnäckig, dass es gar nicht mehr anders geht und das Baby nur **AUF GENAU DIESE ART UND WEISE** schlafen möchte, auch nachts. Eltern fahren Auto zum Einschlafen (und das geht aktuell ungeheuer ins Geld), stehen nachts auf und wiegen oder bedienen sich der Federwiege. Einige Eltern haben irgendwann Rückenschmerzen, weil die Kinder immer schwerer werden, und andere haben schlichtweg keine Lust mehr, nach zehn Monaten jedes Schläfchen auf dem Pezziball zu verbringen. Du kannst dir natürlich jederzeit selbst eine kreative Lösung einfallen lassen. Ich kann dir, wenn du magst, an dieser Stelle Impulse anbieten,

Was dein WARUM auch immer sein mag,
du hast dich nun entschieden, dies zu ändern,
und möchtest wissen,
wie du diesen Weg angehst.

die sich in der Praxis bewährt haben. Das, was hier exemplarisch für das Einschlafen ohne Bewegung beschrieben wird, kannst du auch auf andere Einschlafgewohnheiten, die nicht natürlichen Bedürfnissen entsprechen, anwenden. Dies betrifft beispielsweise das Ziehen an Haaren, das Einschlafen mit Föhngeräuschen und all die kreativen Eigenheiten, die dein Kind beim Einschlafen »braucht«.

1. Schlaf-Wach-Rhythmus überprüfen

Bevor du startest, überprüfe für einige Tage den Schlafbedarf deines Kindes mit einem Schlaftagebuch (siehe S. 31) und passe gegebenenfalls die Uhrzeiten des Abendrituals und der tatsächlichen Zubettgehzeit an. Denn nur wenn dein Kind ausreichend müde ist, wird es auch einschlafen wollen und mit weniger Unterstützung deinerseits zurechtkommen. Ein sehr waches Kind ins Bett zu legen und zu warten, bis es von allein ohne Bewegung einschläft, kann auf beiden Seiten schnell zu Frust und negativen Lernerfahrungen führen.

2. Auflockern

Wenn ihr sehr starre Einschlafgewohnheiten habt und das Einschlafen nur mit einer einzigen Methode (zum Beispiel mit Bewegung) funktioniert, versuche bewusst, in Situationen zu gehen, in denen dein Kind auch an anderen Orten, unter anderen Bedingungen müde wird und es schafft, einzuschlafen.
Wenn es bisher nur in der Federwiege geht, versuche es auch mal mit der Trage, im Kinderwagen, auf dem Arm oder beim Stillen. Das bringt dich noch nicht an das gewünschte Ziel, aber zeigt deinem Kind erstmals, dass Einschlafen auf mehreren Wegen funktioniert und theoretisch immer und überall möglich ist. Wenn du die Zeit hast, ist dies eine gute Möglichkeit, neue Erfahrungen zu sammeln und den Horizont ohne großen Frust zu erweitern.

3. Routine etablieren

Schau noch mal gemeinsam mit deinem Partner, deiner Partnerin auf euren Tagesablauf und prüfe, ob noch Raum für mehr Struktur und Routine ist. Wir haben bereits besprochen (siehe S. 87), welche Wirkung Routinen und Rituale haben können. Sie sind für das Kind soziale Zeitgeber, geben Geborgenheit, Sicherheit und Vorhersehbarkeit.
Wenn ihr bereits ein Einschlafritual habt, wäre an dieser Stelle zu überlegen, ob dieses nun etwas verändert wird, denn euer altes Ritual führt natürlich auch zur alten Einschlafgewohnheit hin, es entsteht die Erwartungshaltung, dass das passiert, was sonst auch passiert.
Vielleicht kannst du kreativ werden, um die Umstellung auf die neue Einschlafbrücke zu erleichtern? Vielleicht können die Bücher vor dem Zubettgehen in einem anderen Raum gelesen werden? Vielleicht kann man am Abend noch mal Arm in Arm zu einem Lied tanzen oder eine Fantasiereise etablieren? Du darfst für euch eine angenehme Routine schaffen und Kleinkinder unbedingt in die Planung einbeziehen.

4. Tausche alte Gewohnheit gegen …?

Wir haben eine Einschlafbrücke, die wir so nicht mehr möchten. Aber wogegen sollen wir diese Brücke eintauschen? Sinnvoll ist es auf jeden Fall, etwas zu wählen, das den kindlichen Bedürfnissen und seinen Fähigkeiten entspricht. Dein Kind soll weder unter- noch überfordert werden. Wenn du es beispielsweise bisher jeden Abend in den Schlaf gewiegt hast, wird es sich von jetzt auf gleich kaum mit einem Kuscheltier und einem Gutenachtkuss begnügen. Frag dich, was die Bedürfnisse deines Kindes sind und wie du sie auch ohne die alte Gewohnheit erfüllen kannst. Beim Wiegen im Arm handelt es sich sicherlich um die Bedürfnisse nach körperlicher Nähe zu den Eltern, nach Sicherheit und Geborgenheit sowie nach Unterstützung bei der Selbstberuhigung. All das kannst du deinem Kind auch schenken, wenn ihr beispielsweise nebeneinander im Bett liegt.

Das Einschlafen im Liegen ist quasi die Königsdisziplin, weil das Kind dabei die meisten Fähigkeiten zur Selbstberuhigung braucht.

Es gibt wenig Ablenkung und wenig Stimulation von außen. Gleichzeitig kann es sehr entspannend sein, wenn das Einschlafen im Liegen gelingt, denn dies ist auch für uns Eltern eine mögliche Ruheoase am Abend. Ich selbst bin zeitweise regelmäßig im Liegen mit eingeschlafen und meist waren auch das die Abende, an denen meine Tochter schnell einschlief, einfach weil es sehr langweilig und sehr gemütlich war. Des Weiteren ist eine positive Verknüpfung mit dieser Art einzuschlafen auch eine Basis für das spätere selbstständige Einschlafen ohne Körperkontakt beziehungsweise ohne deine Anwesenheit.

5. Die ersten Tage

Vorausgesetzt dein Kind ist satt, hat es warm, leidet keine Schmerzen, ist gesund und gut versorgt, empfiehlt sich nun eine graduelle Annä-

herung an deinen Wunschzustand. Dein Kind darf beispielsweise die Erfahrung machen, dass die gewohnte und meistens noch gebrauchte körperliche Nähe erhalten bleibt und zunächst nur die Bewegung reduziert wird.
Wenn dein Kind noch recht jung ist (zum Beispiel sechs bis zwölf Monate) und du es bisher in den Schlaf gewiegt oder gehüpft hast, reduziere nun allmählich die Intensität der Bewegungen. Stell dir eine Skala von eins bis zehn vor und gehe in deinem Tempo die Skala nach unten, bis du bei eins (keine Bewegung) angekommen bist. Wie schnell du die Intensität der Bewegung reduzierst, hängt sicherlich von der Reaktion und dem Temperament des Kindes ab.
Versuch vielleicht am ersten Tag eine sieben oder acht und schau, wie dies angenommen wird. Wenn dein Kind dies kaum bemerkt, kannst du natürlich zügig die Bewegung reduzieren. Wenn dein Kind auf weniger Bewegung recht stark reagiert und sich nicht trösten lässt, wiege es erneut ein wenig, bis es müde wird und die Augen fast schließt und reduziere die Bewegung dann erneut. Mit jedem Versuch reduzierst du die Bewegung früher und stärker, sodass du bei konsequentem Vorgehen nach einige Tagen keine Bewegung mehr einsetzt und dein Baby im Arm halten kannst und dabei stehst oder sitzt.
Jetzt kannst du beginnen, dich gemeinsam mit deinem müden Baby hinzulegen und zu schauen, ob es möglicherweise schon im Liegen einschläft. Eventuell hältst du es zunächst in deiner Armbeuge, bevor ihr euch nebeneinanderlegen könnt. Klappt dies noch nicht und dein Baby weint beim Hinlegen, ohne dass es sich in absehbarer Zeit trösten lässt, kannst du nochmals aufstehen, es auf den Arm nehmen und beruhigen. Wenn es sich entspannt und beginnt, die Augen zu schließen, legt ihr euch wieder hin. Jeden Tag ein wenig früher.
Ich glaube, das **PRINZIP DER GRADUELLEN ANNÄHERUNG** wird deutlich. Es geht darum, so viel Hilfe wie nötig anzubieten und gleichzeitig in kleinen Schritten mehr eigene Selbstberuhigung zu erreichen beziehungsweise Bewegung wegzulassen. Dein Kind wird mit der Zeit selbst merken, worauf du hinauswillst. Es versteht dann, dass es getröstet wird und die nötige Unterstützung sowie Sicherheit erhält, nur eben nicht mehr die alte Schlafbrücke.

Nun sagen manche: »Wofür denn dieses Tamtam, dann leg das Kind halt gleich an Tag eins ins Bett und tröste es dort, so lange, bis es einschläft. Das geht doch viel schneller und effektiver.«
Ja dieser Kritik stimme ich zu, es würde tatsächlich schneller gehen, wenn man von Tag eins die Bewegung (alte Brücke) komplett weglässt und das Einschlafen im Liegen forciert. Du kannst es gern so ausprobieren, solange du bei deinem Kind bleibst und es tröstest. Wenn es ein gewisses Alter hat, du die Veränderung gut erklärst und Alternativen bietest, kann es auch so gut funktionieren. Auch gibt es jüngere Kinder, die diese Veränderung mit wenig Weinen mitmachen.
In der Regel gibt es allerdings großen Aufruhr, die Kinder weinen stark und wissen noch gar nicht, wie sie sich ohne Bewegung beruhigen sollen, weil sie noch keine Möglichkeiten hatten, eigene Beruhigungsstrategien zu erlernen. Das **COMMITMENT** (also die Bereitschaft, diese Methode umzusetzen und konsequent zu bleiben) der Eltern, dieses starke Weinen einen oder gar mehrere Tage lang zu begleiten, ist in der Regel niedrig, sodass Zweifel und Sorgen entstehen und abgebrochen wird. Leichter fällt es Eltern und Kindern da, sich eben schrittweise mit der neuen Situation zu arrangieren.

Du hast sicherlich ein gutes Gefühl dafür,
das richtige Tempo zu wählen –
und falls nicht: Nähere dich an und schau,
wie dein Kind reagiert. Schneller oder langsamer zu üben,
ist zum Glück jederzeit möglich.

6. Notausgänge

Nun hast du womöglich angefangen oder bist kurz davor und bereitest dich gerade auf die Veränderung vor. Du sorgst dich, dass dein Kind eine sehr starke Verbindung mit seiner Einschlafbrücke hat und diese keinesfalls hergeben möchte. Du hast eventuell schon eigene Versuche unternommen, die in deinen Augen gescheitert sind. Mach dir deswegen keinen Stress, vielleicht wart ihr zwei noch nicht so weit.

Versuche es noch mal und werde dir dieses Mal bewusst, was du wirklich möchtest. Was ist dein Bedürfnis und worum geht es? Ist es für dein Kind **WIRKLICH** nicht akzeptabel, dass es ohne Wiegen oder Hüpfen einschläft? Visualisiere dir noch mal das **WOOP** (siehe S. 124) und überlege, welche Notausgänge du wählen kannst, wenn die Reaktion deines Kindes tatsächlich stark ausfällt.
Was könntest du tun? Du könntest beispielsweise das Einschlafen abbrechen, aus dem Zimmer gehen und deinem Kind Zeit und Trost schenken, bis es sich beruhigt hat. Außerhalb der Schlafsituation beziehungsweise des Schlafzimmers kannst du dein Kind natürlich auf dem Arm tragen. Wenn es weiterhin müde wirkt, versucht ihr es eben noch mal und geht in den Schlafraum.
Wenn du keine Kraft oder Zuversicht hast, brich für heute komplett ab und wähle eine andere Art zu schlafen (nur eben nicht das Wiegen). Wenn du dir vorher Unterstützung organisiert hast, kannst du diese bitten, ab hier zu übernehmen, wenn es sich um eine enge Bezugsperson des Kindes handelt. Grundsätzlich sollte man während eines Versuches allerdings nicht hin und her switchen.
Tatsächlich geht es gerade in den ersten Tagen meiner Meinung nach überhaupt nicht darum, dass alles perfekt klappt, dass es schnell und reibungslos funktioniert. Kinder funktionieren eben nicht. Es geht darum, es gemeinsam zu schaffen. Denk an die Wellenrutsche, es braucht ein paar Versuche, um sie entspannt rutschen zu können.

7. Weiterer Verlauf

Du hast nun ein oder mehrere Schläfchen verändert und bist beim Einschlafen zum Liegen gekommen. Wenn dein Kind auch nachts Bewegung einfordert, kannst du genauso vorgehen wie beim Einschlafen. Natürlich darfst du nachts Wasser oder Milch anbieten und dein Kind stillen beziehungsweise füttern. Hier geht es erst mal um das Ein- und Weiterschlafen ohne Bewegung.
Nach einigen Tagen wirst du feststellen, dass dein Kind nun das Einschlafen im Liegen akzeptiert beziehungsweise sehr wenig Bewegung und Im-Arm-Halten braucht, bis es sich entspannt. Allerdings dauert nun das Einschlafen länger als zuvor. Na toll ... warum das denn jetzt?

Auch das ist völlig normal, denn erstens ist dein Kind gerade dabei, etwas Neues zu lernen und braucht ein wenig Zeit, mit der neuen Methode schnell zu entspannen, und zweitens hat es nun weniger Unterstützung bei der Beruhigung. Ein Einschlafen, das in der Regel bis zu 30 Minuten dauert, kann als Nebenwirkung auftreten. Wenn es nach mehreren Wochen regelmäßig viel länger dauert, überprüfe gern nochmals das Schlaftagebuch (siehe S. 31) und die Bettgehzeit oder prüfe, ob dein Kind abends sehr aufgewühlt ist und doch noch etwas mehr Unterstützung bei der Beruhigung braucht. Es ist keine Schande, wenn das Baby mit neun Monaten noch nicht im Liegen einschlafen kann. Manche sind so aufgeweckt und turnen so lange im Bett herum, bis sie völlig übermüdet sind und dann erst recht nicht einschlafen. Wenn du so ein aufgewecktes Baby hast, braucht es womöglich etwas mehr Hilfe von dir, bis es zur Ruhe kommt, zum Beispiel indem es kurz gehalten wird. Auch diese Kinder reifen und werden später selbstständig einschlafen können – versprochen!

Rosalie, sechs Monate

Lisa meldet sich mit ihrem sechs Monate alten Baby bei mir. Sie ist ziemlich müde und kaputt. Seit der Geburt schläft ihre Tochter im Tragetuch, während Lisa auf dem Pezziball wippt. Auch wenn die kleine Rosalie einschläft, muss Lisa weiterhüpfen. Da auch die Nächte mit häufigem Aufwachen verbunden sind, kommt die Mutter gar nicht mehr zur Ruhe, sie hat selbst keine Möglichkeit, sich tagsüber auszuruhen.

Ihr Wunsch ist es, sich tagsüber wenigstens zum Mittagsschlaf hinlegen zu können. Die Mama möchte Rosalie nicht schreien lassen und fragt sich, wie sie diese Veränderung begleiten kann. Gemeinsam besprechen wir das WOOP-Modell und die hier beschriebenen Schritte 1 bis 7. Lisa kann sich darauf gut einlassen und fühlt sich bereit, es auszuprobieren.

Sie entscheidet sich für folgendes Vorgehen: Am ersten Tag setzt sie sich mit Rosalie auf den Pezziball und wippt langsam, bis Rosalie fast eingeschlafen ist. Anschließend hört sie auf zu wippen und legt sich hin. Das Baby erwacht und beginnt zu weinen. Lisa steht mit Rosalie auf und setzt sich wieder auf den Ball. Sie bewegt sich langsam, bis ihre Tochter zur Ruhe kommt. Dies wiederholt sich am ersten Tag mehrere Male so.

In den folgenden Tagen braucht Rosalie immer weniger Bewegung und akzeptiert es, wenn ihre Mama mit dem Hüpfen aufhört. Nach einigen Tagen können die beiden mit wenig Bewegung auf dem Arm, aber ohne Pezziball einschlafen. Im weiteren Verlauf schläft Rosalie im Körperkontakt mit der Mama im Bett ein. Auch das Autofahren, das zuvor mit Weinen verbunden war, verbessert sich. Rosalie hat gelernt, ohne Pezziball einzuschlafen, und kann mit Blickkontakt zur Mama auch im Auto zur Ruhe kommen.

Viele Eltern machen die Erfahrung, dass eine Gewohnheit, die bereits durch neues Verhalten ersetzt wurde, wieder aufploppt, wenn das Kind krank ist oder der Alltag sich anderweitig stark verändert. Manchmal gibt es auch keine offensichtlichen Gründe dafür, dass das Kind eine Art »Rückfall« hat. Ich persönlich sehe das nicht so streng. Wenn mein Kind krank ist, braucht es eben mehr Zuwendung. Hier ist es für mich in Ordnung, eine Ausnahme zu machen und das Kind beispielsweise wieder in den Schlaf zu tragen. Ist der Alltag dann zurückgekehrt, kehre auch ich wieder zu der neuen Routine zurück – wohlwissend, dass es vielleicht ein bis zwei Tage intensivere Begleitung und Unterstützung braucht.

Fassen wir zusammen

Dein Weg, eine Gewohnheit zu verändern, hängt auch davon ab, wie dringlich dir diese Veränderung erscheint. Manchmal sind Schlafbrücken so komplex und starr, dass sie den Alltag der Familien stark einschränken und eine Erholung für die Eltern unmöglich machen. Die Eltern sind am Limit und können nicht mehrere Wochen auf etwas hinarbeiten. Falls du in dieser Situation bist, kannst du euren Weg an eure Situation anpassen. Entsprechend kannst du die imaginäre Skala von eins bis zehn in einem für dich angemessenen Tempo gehen, solange du dein Kind dabei einfühlsam trösten und begleiten kannst.
Falls du so erschöpft bist, dass du dich nicht in der Lage fühlst, eine Veränderung zu begleiten, oder merkst, dass dich das Weinen wütend beziehungsweise ohnmächtig macht, brich bitte ab und suche Unterstützung bei Kinderärzten, -ärztinnen, Schreiambulanzen oder bei deiner Hebamme. Weitere Möglichkeiten findest du ab S. 185.

HÄUFIGES ERWACHEN NACH DEM EINSCHLAFEN

Ein weiteres Phänomen, welches Eltern sehr belastet, ist das häufige Erwachen am Abend, nachdem das Kind schon eingeschlafen war. Dies trifft uns heutzutage besonders, denn meist haben wir eben kein Dorf, um unsere Kinder zu erziehen, und sind den ganzen Tag für alles allein verantwortlich. Der Feierabend ist nicht selten der Tageshöhepunkt in vielen Familien, denn er ist die einzige Zeit des Tages, in der die Mitglieder ohne Verantwortung für die Kinder einfach SEIN dürfen. Duschen, essen, etwas erledigen, einem Hobby nachgehen oder einfach fernsehen heben sich die meisten Erwachsenen für die Zeit am Abend auf, wenn die Kinder schlafen. **WENN** sie denn schlafen. Besonders viel Druck kommt in die Sache, wenn die Eltern am Abend noch etwas arbeiten müssen. Es ist also für einige Eltern ein existenzielles Problem, wenn das Kind abends nicht schläft, und nur allzu verständlich, dass dies über Monate hinweg zur Qual werden kann.
Und nun stelle ich eine Behauptung in den Raum, die sich für dich wie ein schlechter Scherz anhören wird: Dein Kind braucht womöglich **ZEITWEISE** mehr von deiner Präsenz und deinen Ressourcen! Bevor du innerlich explodierst, lass mich kurz erklären, welche Ursachen das häufige Erwachen nach dem Einschlafen haben könnte.

Mögliche Ursachen

Schlafassoziation

Dein Kind wurde mit einer bestimmten Einschlafmethode (seiner Schlafbrücke) ins Bett gebracht und erwacht nun immer wieder, weil sich seine Schlafbedingungen verändert haben, zum Beispiel ist es wiegend in deinem Arm eingeschlafen, wurde nun abgelegt, erwacht und findet im Liegen nicht zurück in einen ruhigen Entspannungszustand. Gemeint ist hier explizit nicht das Einschlafen beim Stillen oder Flaschetrinken (hierfür gibt es ab S. 166 Informationen).

Aktives Bindungsverhalten

Dein Kind ist in deiner Anwesenheit, vielleicht sogar im Körperkontakt, eingeschlafen und findet sich beim Erwachen immer wieder allein in seinem Bett vor. Es fällt nicht in den tiefen, ruhigen Schlaf, sondern lauert förmlich, ob du wirklich dableibst. Es möchte den Kontakt zu dir aufrechterhalten. Du beruhigst es zwar zuverlässig immer wieder, verlässt dann aber erneut den Raum. Keine zehn Minuten später meldet sich das Baby wieder und ruft nach dir. Meist wird der Schlaf erst ruhiger, wenn auch du zu Bett gehst und während der Nacht neben dem Kind liegen bleibst.

Die Kombination aus beiden

Oftmals können die beiden Ursachen nur gemeinsam betrachtet werden, weil die Anwesenheit der Bezugsperson gleichzeitig die Einschlafbrücke ist, zum Beispiel, wenn Kinder beim Stillen einschlafen oder eben der Kontakt zu den Eltern Teil der Einschlafprozedur ist. Die Nähe zu dir ist quasi Teil der Schlafassoziation und/oder ein starkes Bedürfnis des Kindes, und wenn sie wegfällt, kann das Kind einfach nicht beruhigt schlafen. Das häufige Erwachen rückt als »Problem« oft erst im Lauf des ersten Lebensjahres in den Vordergrund. In der Beratung sind die Babys acht bis 18 Monate alt.
Warum? Deinem Kind wird langsam bewusst, dass du

- tatsächlich weggehst, wenn es einschläft, beziehungsweise nicht mehr da bist, wenn es aufwacht.
- es diesen Zustand mit seinem Verhalten, zum Beispiel indem es nach dir ruft, beeinflussen kann.

Dazu kommt, dass dieses Alter aufgrund der rasanten körperlichen und emotionalen Entwicklung per se mit Unruhe verbunden ist.
Der Schlaf ist wie ein täglicher kleiner Abschied, allerdings ist dieser Abschied häufig sehr einseitig, denn **DU** weißt ja, dass du nach dem Einschlafen deines Kindes weggehst und dann später wiederkommst. Dein Kind erlebt: Wenn ich richtig fest einschlafe, dann schleicht sich Mama oder Papa weg, und erst wenn ich wach bin und rufe, kommen sie zurück. Nach vielen Erfahrungen dieser Art werden einige Kinder

unruhig und versuchen die Trennung zu vermeiden. Es können lange Einschlafphasen am Abend und häufiges Erwachen nach dem Einschlafen auftreten. Bist du in einer solchen Situation, dass dein Kind nach dem Einschlafen sehr häufig erwacht, oder möchtest dich auf diese Zeit vorbereiten? Du könntest dir die Fragen wie im Beispiel unten stellen. Ich habe die Fragen exemplarisch mit der Mama eines zehn Monate alten Säuglings aus meiner Beratungspraxis beantwortet.

Warum wacht dein Kind so häufig auf?

Frage 1: *Welche Einschlafbrücke hat dein Kind?*
Antwort: *Sie liegt in meinem Arm und schläft dabei ein.*
Frage 2: *Wenn dein Kind nach dem Einschlafen erwacht: Ist diese Brücke noch verfügbar und wie lange dauert es, diese wiederherzustellen?*
Antwort: *Nein, ich bin dann meist im Wohnzimmer. Bis ich sie im Babyfon höre und da bin, ist sie fast vollständig erwacht und sitzt im Bett.*
Frage 3: *Braucht dein Kind immer deine körperliche Anwesenheit beim Einschlafen?*
Antwort: *Ja, sie kann nicht ohne mich einschlafen und wir haben es auch noch nie versucht.*
Frage 4: *Fordert dein Kind deine körperliche Anwesenheit ein, wenn es wieder erwacht?*
Antwort: *Ja, ich stille sie dann oder nehme sie wieder auf den Arm, bis sie eingeschlafen ist.*
Frage 5: *Hast du das Gefühl, dein Kind schläft gar nicht tief und fest ein, sondern bleibt mehrere Stunden im Leichtschlaf, bis du selbst ins Bett gehst oder dein Kind zu dir holst?*
Antwort: *Ja, meistens wacht sie so oft auf, dass ich irgendwann keine Lust mehr habe hin- und herzulaufen. Dann lege ich mich zu ihr und sie schläft einige Stunden am Stück.*

Wenn es dir ähnlich wie dieser Mama geht, lautet deine Frage vermutlich, ob es eine Möglichkeit gibt, etwas ruhigere Abend herzustellen. Die Antwortet lautet, dass es tatsächlich einige Dinge gibt, die du ausprobieren kannst. Es erfordert hier, wie anfangs angedeutet, zeitweise etwas mehr Einsatz und Geduld, bevor es dann entspannter wird.

Deine Optionen

Einschlafzeiten prüfen und gegebenenfalls anpassen

Kannst du diesen Satz noch sehen? Ja, auch hier ist es tatsächlich so, so, so wichtig, die passende Einschlafzeit für dein Kind zu finden, denn etwas müde Kinder schlafen vielleicht mit Müh und Not ein, sind allerdings noch nicht bereit für den langen Nachtschlaf, denn dafür fehlte noch der nötige Schlafdruck. Ich empfehle an dieser Stelle wärmstens noch mal das Schlaftagebuch (siehe S. 31) und gegebenenfalls eine veränderte Aufteilung der Schlafenszeiten. Auch ein später oder langer Mittagsschlaf kann bei Kleinkindern den Nachtschlaf beeinflussen. Hier bitte einfach noch mal schauen, ob das Kind auch später ins Bett gehen oder der Tagschlaf angepasst werden kann. Dann geht das Kind eventuell später ins Bett, aber das Problem ist kein Problem mehr. Ich kann dazu eine persönliche Geschichte erzählen.

So lief es bei uns

Als meine große Tochter etwa neun Monate alt war, dachte ich, die perfekte Einschlafsituation kreiert zu haben. Sie schlief schnell und mit wenig Hilfe um 19 Uhr ein. Ich freute mich auf einen frühen Feierabend. Doch da gab es einen Haken: Wenn ich sie um diese Zeit schlafen legte, wachte sie ständig auf, blieb teilweise 30 Minuten wach und meldete sich auch nachts sehr häufig. Dasselbe erlebte ich vor zwei Monaten mit der Kleinen (sechseinhalb Monate). Um 20 Uhr schlief sie ganz gut ein, doch es reichte nicht zum ruhigen Weiterschlafen. Sie wollte nachts stündlich stillen.
Ich erinnerte mich zum Glück schnell an die Situation mit der Großen. Bei beiden half es, die Einschlafzeit eine Stunde nach hinten zu verschieben und die Tagesroutine entsprechend anzupassen. Unser Baby schläft aktuell erst gegen 21:30 ein. Optimal ist das nicht, natürlich hätte ich lieber ab 20 Uhr Feierabend! Gleichzeitig schlafe ich aber lieber vier bis fünf Stunden am Stück als nur eine oder zwei. So arrangiere ich aktuell weiterhin meinen Abend mit Baby in der Trage oder wechsele mich mit meinem Mann in der Abendbetreuung ab. Die Maus wird in den Feierabend eingebunden, sie kommt mit zum Gartenbewässern, bereitet die Brotdosen für den nächsten Tag vor und staubt dabei ein paar Blaubeeren ab. Dafür geht sie schnell, zufrieden (und spät) ins Bett – eine kleine Eule *(siehe S. 21)*

eben. Wenn sie dann schläft, meldet sie sich allerdings lange nicht mehr, und so genieße ich dann noch eine Stunde Feierabend ohne die Treppe rauf- und runterzulaufen. Vielleicht ist auch dein Kind eine Eule und/oder braucht einfach etwas weniger Nachtschlaf?

Einschlafbrücke prüfen und gegebenenfalls anpassen

Dies ist sicherlich noch eine der unkompliziertesten Optionen. Wenn du auf eure Einschlafsituation schaust und dort Schlafbrücken feststellst, wie zum Beispiel das Haareziehen, Einschlafen im Wiegen, Einschlafen in der Trage, und sich die Bedingungen nach dem Einschlafen verändern, du also dein Kind beispielsweise nach dem Einschlafen auf dem Arm ablegst, kannst du zunächst für gleichbleibende Bedingungen sorgen. Du entscheidest dich also dafür, die Einschlafgewohnheiten anzupassen (wie ab S. 122 beschrieben). So kann dein Kind schrittweise mehr Selbstberuhigungskompetenz erfahren und schläft dort ein, wo es auch wieder aufwacht. Allein das Anpassen der Schlafbrücke kann den ersehnten ruhigen Schlaf am Abend herbeiführen. Falls dies nicht auf eure Situation zutrifft, dann erwacht dein Kind höchstwahrscheinliche nicht nur aufgrund der Schlafbrücke, sondern es stört sich an deiner Abwesenheit.

Konstante Bedingungen und Nähe

Fassen wir noch mal kurz zusammen: Du hast die Bettzeiten überprüft und gegebenenfalls neue Zeiten ausprobiert, dein Kind ist also wirklich müde und bereit zu schlafen. Du hast die Schlafbrücken angeschaut beziehungsweise angepasst, sodass dein Kind nun so einschläft, wie es auch später weiterschlafen wird. Dann möchte ich noch auf zwei weitere Gründe hinweisen, weshalb dein Kind häufiger erwachen könnte:

Überprüfe mal, ob dein Kind auch örtlich gesehen dort einschläft, wo es weiterschlafen soll. Wird hier eventuell noch ein wenig geschummelt? Trägst du zum Beispiel das eingeschlafene Baby vom Elternbett in sein Kinderbett? Oder schläft das Kind im Wohnzimmer ein und wird dann im Schlafzimmer abgelegt? Auch dies könnte ein Thema sein, das dein Kind stört. Denn wer nach dem Einschlafen heimlich umgebettet wird, ist womöglich irritiert darüber, wo er oder sie nach dem Einschlafen gelandet ist. Schau also neben der Einschlafbrücke auch noch mal, ob du einen konstanten Ort, Sibylle Lüpold spricht beispielsweise vom »sicheren Nest«[27], schaffen kannst, den dein Kind nach dem Einschlafen nicht verlassen muss. Dies kann das Familienbett sein, dies kann ein Matratzenlager im Kinderzimmer sein, dies kann natürlich auch das Gitterbett sein, neben das du dich setzt. Wichtig ist, dass das Hin und Her zu Ruhe und Konstanz wird.

Such dir also ein Plätzchen aus, wo dein Kind am Abend sicher ein- und weiterschlafen darf, solange du es allein lässt (Sicherheitsaspekte beachten, siehe ab S. 62). Die Trennung könnte deinem Kind leichter fallen, wenn es ungfähr vorhersehen kann, was nach dem Einschlafen mit ihm passiert.

Es kann sein, dass du die Bettzeiten anpasst, konstante Bedingungen und praktische Schlafbrücken schaffst und trotzdem bei diesem Punkt landest: Das Kind wacht nach dem Einschlafen weiterhin auf. Und an diesem Punkt wird dein Handlungsrahmen tatsächlich kleiner. Denn, wenn dein Kind immer wieder erwacht, weil es **DICH**, genau **DICH** und nur **DICH**, bei sich haben möchte, dann hat es aktuell Trennungsangst (oder weiß einfach noch nicht, dass es auch ohne dich zurechtkommt) und wird sich wohl kaum mit geänderten Ritualen, neuen Bettzeiten oder anderem Ersatz wie deinem T-Shirt, einem Kuscheltier oder Schnuller abspeisen lassen. Es wird um deine Gunst kämpfen.

Ich sage bewusst kämpfen, denn so fühlt es sich für die meisten Eltern an. Sie kämpfen für ihren Feierabend und ihre Bedürfnisse und auf der anderen Seite kämpft jemand anderes, kleines vehement für seine. Wer der Verlierer ist, ist ja wohl klar. Beide. Keiner bekommt, was er oder sie wirklich braucht. Weil es deinem Kind also nicht um den Schlafplatz und nicht um die Uhrzeit geht, sondern darum, dass es nach dem Einschlafen nicht heimlich verlassen wird, gibt es zwei Dinge, die du noch versuchen könntest:

» Du räumst deinem Kind (zeitweise) das ein, was es wirklich möchte: deine Anwesenheit.

» Der Abschied findet nicht mehr heimlich statt, ihr tastet euch an das selbstständige ein- und weiterschlafen heran.

Konstante Anwesenheit

Für Babys und Kleinkinder, die nach dem Einschlafen häufig erwachen, wird eine zeitweise konstante Anwesenheit der Bezugsperson angelehnt an das Konzept des »sicheren Nestes« nach 1001kindernacht® vorgeschlagen – so lange, bis sich das Kind daran gewöhnt, dass **DU** nach dem Einschlafen nicht verschwindest, es also entspannt weiterschlafen kann. Ich habe die Erfahrung gemacht, dass die Kinder anfangs noch genauso häufig erwachen wie zuvor, man sie aber viel schneller zurück in den Schlaf begleiten kann, weil sie nicht vollständig erwachen. Sie spüren, dass die Eltern da sind, und geben sich in den folgenden Tagen immer schneller dem Tiefschlaf hin.

Nun wolltest du doch eigentlich mehr Ruhe am Abend, und ich schlage dir vor, die Zeit im dunklen Schlafzimmer zu verbringen? Ja, ich gestehe, das ist sicherlich nicht für alle eine Option. Vielleicht kann dir das nachfolgende Beispiel eine Idee davon vermitteln, wie du diese Zeit gestalten kannst. Beachte auch, dass es sich eben nur um einige Tage oder Wochen handelt, die du so verbringst. Nachdem sich die Situation entspannt hat, kannst du dich langsam zurückziehen und deinen Feierabend auch wieder in anderen Räumen verbringen.

Mama soll da bleiben!

Mutter und Tochter (eineinhalb Jahre) kommen bisher am Abend nicht zur Ruhe. Ohne Mamas Anwesenheit meldet sich das Mädchen alle 20 Minuten, die Mama traut sich weder ein Bad zu nehmen noch einen gemütlichen Filmabend mit ihrem Mann zu planen, denn alle paar Minuten muss sie ins Schlafzimmer laufen und das wache Kind wieder in den Schlaf stillen. Nach ein bis zwei Stunden gibt die Mutter meistens die Versuche auf und geht frustriert ins Bett. Abend für Abend. Auch der Partner macht Druck und legt seiner Frau nahe, das Kind doch einfach schreien zu lassen oder abzustillen. Die Mama fragt sich allmählich, ob das Abstillen tatsächlich die bessere Option sei.

In der Beratung stellt sich heraus, dass bereits konstante Bedingungen für das Kind vorliegen, es ausreichend müde ist und schon im Liegen einschläft. Es bleibt also noch zu prüfen, ob Trennungsangst das Mädchen am Weiterschlafen hindert. Was die konstante Anwesenheit nach dem

Einschlafen betrifft, ist die Mama zunächst skeptisch. Doch weil ihr die aktuelle Situation so zu schaffen macht und sie selbst nicht weiterweiß, kann sie sich auf ein Experiment einlassen. Wir vereinbaren erst einmal, dass sie es eine Woche lang ausprobiert. Sie bespricht mit ihrem Partner, dass alle wichtigen Aufgaben am Abend erledigt werden, bevor es ins Bett geht. Alles, was sie selbst nicht mehr schafft, wird verschoben oder vom Partner übernommen. Der Partner übernimmt auch das Fertigmachen des Mädchens, das Zähneputzen und Vorlesen.
In dieser Zeit kann die Mama sich selbst alles für ihren gemütlichen Abend im Bett vorbereiten. Sie geht noch mal duschen, macht sich etwas zu essen, nimmt ihr Buch oder ihr Tablet sowie Kopfhörer mit. Wenn die Tochter eingeschlafen ist, kann die Mama noch kurz das Schlafzimmer verlassen, sie kehrt jedoch zurück, bevor die Tochter üblicherweise zum ersten Mal erwacht (typischerweise nach etwa 30 Minuten). Sie legt sich dann dazu, schaut einen Film über das Tablet oder liest ein Buch, hört einen Podcast oder ein Hörbuch.
Nach einige Tagen schläft die Tochter tatsächlich schneller tief und fest, sodass sie am Abend sehr selten erwacht und nicht nach der Mama ruft. Sie sieht ja, dass diese immer da ist. Auch die Mutter kann diese ruhigen Abende positiv wahrnehmen, da sie nun nicht mehr mit dem Hin- und Herlaufen beschäftigt ist. Die Familie entscheidet sich dafür, das Experiment für einige Tage zu verlängern. Nach einiger Zeit wechseln sich die Eltern sogar ab. Der Papa bringt die Tochter ins Bett und bleibt bei ihr liegen. Als die Tochter am Abend wirklich selten erwacht, bleiben die Eltern nach dem Einschlafen nur noch kurz liegen und können dann das Zimmer verlassen, ihre Tochter schläft dann meistens mehrere Stunden allein weiter.

Die konstante Anwesenheit ist sicherlich ein Konzept, dass nicht zu jeder familiären Situation passt. Auch wenn es mir empfehlenswert scheint, das Kind in seiner Trennungsangst ernst zu nehmen und es so lange zu begleiten, wie es die Nähe und Anwesenheit braucht, kann es sein, dass du anderer Meinung bist und den Wunsch hast, dass dein Kind lernt, allein einzuschlafen, damit es dann eben auch ohne deine Anwesenheit weiterschlafen kann. Dies ist unter bestimmten Voraussetzungen auch bedürfnissorientiert möglich.

Wege in den selbstständigen Schlaf

Ich bin überzeugt, dass kein Baby oder Kleinkind allein einschlafen muss. Weder fördert oder beschleunigt es die Schlafentwicklung noch ist es ein Garant für das Durchschlafen. Und schon gar nicht sollte ein Kind allein einschlafen müssen, weil wir Eltern Angst vor Be- und Verurteilung von außen haben. Ein Baby oder Kleinkind darf hingegen an das eigenständige Ein- und Weiterschlafen herangeführt werden,

» wenn es diesen Prozess von sich aus initiiert.
» wenn du eine informierte Entscheidung getroffen hast, dass dies euer Weg des Schlafens sein soll.
» wenn du dein Kind dabei fürsorglich und empathisch begleitest.

Für das selbstständige Einschlafen gibt es keine Altersgrenze, die ich empfehlen möchte. Ich kenne Babys, die vollkommen zufrieden damit sind, allein einzuschlafen, und es für immer bleiben. Ich kenne Babys, die zunächst allein eingeschlafen sind, zum Ende des ersten Lebensjahres Trennungsangst bekommen und wieder die Nähe einfordern, um irgendwann mit drei Jahren wieder allein einzuschlafen. Und ich kenne Babys, die nicht auf die Idee kämen, allein einzuschlafen, und die noch viele Jahre in den Schlaf begleitet werden möchten, bis sie in die Schule kommen. Nichts davon finde ich ungewöhnlich.

Kleinkindalter

In der Regel steigt im Kleinkindalter, im Verlauf des zweiten und dritten Lebensjahres (bei manchen früher oder später), das Autonomiebedürfnis und zeitgleich das Verständnis dafür, dass Ziele verschiedener Menschen aufeinander abgestimmt werden können. Hier ist ein guter Zeitpunkt, Kompromisse zu schließen und zum Beispiel das selbstständige Einschlafen auszuprobieren. Parallel reifen viele Kinder auch in der Fähigkeit, sich selbst zu beruhigen beziehungsweise ihre Trennungsängste mit anderen Beruhigungsstrategien neben der Anwesenheit der Eltern zuzulassen. Das heißt allerdings nicht, dass die Entwicklung dieser Fähigkeit bereits abgeschlossen ist. Es kann sein, dass dein Kind auch weiterhin noch co-regulative Eingriffe deinerseits benötigt, beziehungsweise sich bei dir rückversichert.

Um das fünfte Lebensjahr herum wird erst von der sogenannten intrapsychischen Regulation gesprochen – das heißt, das Kind reguliert seine Emotionen selbstständig. In dieser Zeit machen viele Eltern gute und entspannte Erfahrungen mit dem selbstständigen Einschlafen (du kannst es aber natürlich auch schon vorher versuchen).
Um es noch mal deutlich zu sagen, weil die Frage oder der Kommentar dann doch meistens kommt. »Was ist, wenn mein Baby früher als mit zwei oder drei Jahren allein einschlafen kann?« Wenn dein Kind von sich aus mit einer Situation fein ist und friedlich allein mit seinem Schnuller, Schmusetuch oder einfach mit der Spieluhr einschläft, ist das natürlich total in Ordnung. Auch in der Ausprägung des Nähebedürfnisses sind Kinder sehr unterschiedlich – manche brauchen gar nicht so viel davon beziehungsweise lehnen Nähe beim Einschlafen ab. Hier geht es um Kinder, die noch nicht selbstständig einschlafen, und um Eltern, die sich das wünschen würden oder brauchen, um ihren Alltag zu bewältigen. Bitte beachte hierbei besonders im ersten Lebensjahr die Sicherheitsempfehlungen, wenn du dein Baby allein einschlafen lassen möchtest oder es bereits allein einschläft.
Voraussetzungen für das selbstständige Einschlafen sind eine sichere Bindung zu einer Bezugsperson, die diese neue Gewohnheit liebevoll und mit Geduld begleitet. Ein sicherer und konstanter Schlafplatz gehört natürlich ebenfalls dazu. In der Vorbereitung ist es bei Kleinkindern sinnvoll, diese in eure Überlegungen und euer Vorhaben einzubeziehen. Nicht selten haben Kinder mehr Spaß an der Veränderung, wenn sie mitentscheiden und gestalten dürfen.
Auch was neue Rituale angeht, können die Kinder bereits Wünsche äußern und mitteilen, wie ihnen die Trennung leichter fallen könnte. Die meisten Kinder werden ihre Eltern allerdings nicht freiwillig aus dem Zimmer schicken und fröhlich verabschieden, auch wenn sie tagsüber noch ganz mutig und sicher waren, dass sie nun allein schlafen. Falls du einen neuen Schlafplatz gestaltest, bedenk bitte auch, dass dein Kind vermutlich nicht ab Tag eins allein bleibt und sich zunächst an die neue Situation gewöhnen muss. Es kann gut sein, dass es nicht die ganze Nacht allein schlafen mag, dich ruft oder zu dir kommt. Wie möchtest du damit umgehen? Falls es in seinem Zimmer weiter-

schlafen soll, wäre es für dich bequemer, wenn auch du in diesem Zimmer einen Schlafplatz hast, damit du nachts nicht so oft hin- und herwandern musst. Ältere Kinder können natürlich auch im Familienbett allein einschlafen lernen. Meistens ist das sogar etwas leichter, weil die Kinder dann wissen, dass du später dazukommst und sie nicht die ganze Nacht allein sind.

Nachdem du dich also für einen festen Schlafplatz entschieden hast, bringst du dein Kind mit einem neuen oder mit dem altbewährten Einschlafritual ins Bett. Falls dein Kind bisher auf deinem Arm oder beim Stillen eingeschlafen ist, also deine körperliche Anwesenheit Teil der Einschlafbrücke ist, wird es natürlich sehr schwer, nun plötzlich ohne die Brücke und ohne dich einzuschlafen. Arbeite dann erst einmal daran, dass das Einschlafen im Liegen klappt, sonst wird es dein Kind wirklich schwer haben, sich allein zu beruhigen.

Bei einem neuen Schlafplatz würde ich zunächst gar keine Trennung forcieren, sondern mehrere Tage oder Wochen wie gewohnt beim Einschlafen begleiten (es sei denn, das Kind möchte gern allein einschlafen), damit sich das Kind an den Ort gewöhnen kann. Optimal ist es natürlich, wenn es in dieser Zeit viele positive Erfahrungen von Entspannung und Sicherheit sammelt.

Wenn ihr dann so weit seid und das Einschlafen im Liegen gut funktioniert, beginnt die Phase, in der du dich langsam zurückziehen darfst. Du kannst deinem Kind, wenn es beim Einschlafen Trennungsangst zeigt, das Alleinbleiben erleichtern, indem du ihm alternative Strategien zur Beruhigung zur Verfügung stellst oder zeigst und ihm versprichst, zurückzukommen, wenn es ruft oder weint.

Du kannst zum Beispiel ein Hörspiel anschalten und deinem Kind dann mitteilen, dass du nun das Zimmer verlässt. Verabschiede dich mit einem »Gute Nacht«. Wenn dein Kind sehr ängstlich wirkt, versicherst du, gleich nochmal nach ihm zu sehen. Falls es schon zuvor weint oder nach dir ruft, gehst du zurück und tröstest es. Dein Kind kann so die Erfahrung machen, dass Trennungen kein Problem sind und es nichts zu befürchten gibt. Wenn dein Kind mit kurzen Trennungen umgehen kann und keine Angst mehr zeigt, kannst du es auch länger allein lassen, soweit es sich nicht meldet.

Möglichkeiten, die Trennung zu erleichtern

» Kuscheltiere, Schmusetuch, Schnuller
» Hörspiele
» Nachtlichter
» Sternenhimmel aus Leuchtsternen
» Offene Zimmertür
» Anwesenheit von Geschwistern
» Ablauf des Abends und der Trennung vorher besprechen und zum Beispiel mithilfe einer Tagesuhr erklären
» Traumreisen und Entspannungsübungen
» Verbindung visualisieren (siehe Praxis-Tool, S. 152)

Wenn dein Kind bei einem Trennungsversuch weint oder aufsteht und nach dir sucht, begleitest du es zurück in sein Bett, bleibst eventuell noch eine Weile da und nimmst es in den Arm, bis es sich wieder entspannt. Dann darfst du dich erneut verabschieden und den Raum verlassen. Je nachdem wie alt dein Kind ist, was es bisher beim Einschlafen erlebt hat und wie seine Persönlichkeit ist, kann es sein, dass du am Anfang mehrere Mal das Zimmer aufsuchen und dein Kind trösten musst, bevor es einschläft. Daher würde ich das Üben auch auf eine Zeit legen, in der es am nächsten Tag nicht pünktlich um acht in der Krippe oder bei einem anderen Termin sein muss, es könnte nämlich später einschlafen als sonst. Gleiches gilt für dich – auch du solltest an diesen Abenden keine Termine oder Zeitdruck haben, um selbst entspannt bleiben zu können. Vermeide es bitte, zu schimpfen, zu drohen oder dein Kind mit Versprechungen wie »Wenn du das heute schaffst, dann bekommst du morgen ein Eis« zu locken.
Bleib liebevoll, klar und konsequent. Dein Kind kennt diese neue Art des Einschlafens noch nicht, es braucht Zeit, mit der Trennung umzugehen, und Zeit, eigene Beruhigungsstrategien zu entwickeln. Wenn dein Kind (über ein Jahr) auch die Nacht über allein weiterschlafen soll, dann solltest du auch hier jedes Mal zuverlässig erscheinen, wenn es dich ruft oder nach dir sucht.
Es kann natürlich sein, dass dein Baby oder Kleinkind auch nach mehreren Tagen und nach dem zehnten Mal trösten und wieder hinlegen

PRAXIS-TOOL:
Verbindung visualisieren

Vielen Kindern fällt die Trennung am Abend wirklich schwer. Helfen kann es, dem Kind gegenüber nicht die Trennung, sondern die Verbindung, die zwischen euch besteht, zu betonen.

Gerade mit älteren Kindern kannst du besprechen, dass eine körperliche Trennung nicht gleichbedeutend ist mit einer emotionalen Trennung. Du kannst deinem Kind helfen, sich dies vorzustellen, indem du beispielsweise erzählst, dass ihr immer mit einem unsichtbaren Faden miteinander verbunden seid.

Zur Visualisierung kannst du in den ersten Tagen einen realen Faden spannen, ein Ende deinem Kind überreichen und das andere Ende mit nach draußen nehmen, wenn du den Raum verlässt. Viele Kinder mögen spielerische Lösungen wie diese. Auch anderweitig kannst du eure Verbindung sichtbar machen. Beliebt ist es zum Beispiel, sich gegenseitig Herzen auf die Hand zu malen oder dem Kind einen anderen Gegenstand der Bezugsperson zu überreichen.

Eine weitere liebevolle Umsetzung hat meine Kollegin Sina Fricke[28] entwickelt. Sie erklärte ihrem Sohn, dass sie auch im Schlaf immer nach ihm sieht und für ihn da ist. Um ihm dies zu zeigen, stellte sie ein Gefäß neben sein Bett und versprach ihm, immer ein Papierherz hineinzuwerfen, wenn sie nach ihm sähe. Am nächsten Morgen, als er aufwachte, fand er darin sehr viele Papierherzen und sah, dass seine Mama den Abend und die Nacht über sehr häufig bei ihm war.

Ich lade dich daher herzlich ein, eine dieser Ideen zu testen oder eure eigenen Strategien zu entwickeln, wie die Trennung überbrückt werden kann.

noch weint und die Trennung gar nicht zulassen möchte. Vielleicht hilft es deinem Kind, eure Verbindung zu visualisieren, ich habe hierfür einige Beispiele zusammengetragen (siehe Kasten links). Falls das alles nicht hilft, ist dieser Schritt vermutlich noch zu früh und die Trennungsangst zu groß. Ich würde es dann zu einem späteren Zeitpunkt nochmals versuchen, erzwingen lässt es sich nämlich nicht.
Wenn euer Kind etwas älter ist, vergesst nicht, es selbst zu fragen, wie es sich am wohlsten fühlt und welche Ideen es zum selbstständigen Einschlafen hat. Viele Kinder sind sehr kreativ. Aus dem Einschlafen soll kein Machtspiel entstehen. Einschlafen ist etwas ganz Normales, das weder belohnt noch bestraft werden sollte.

Nächtliche Wanderungen

Das Einschlafen im eigenen Bett oder im eigenen Zimmer, sei es mit oder ohne Anwesenheit einer Bezugsperson, ist für euch vielleicht kein Thema mehr. Allerdings beschäftigt dich der weitere Verlauf der Nacht, weil du abends allein einschläfst und nachts plötzlich ein paar Füße im Gesicht hast? In vielen Familien spielen sich nachts ähnliche Szenen ab:
Das Kind schläft in seinem Zimmer ein und beginnt so ab Mitternacht regelmäßig aufzuwachen. Es ruft nach seinen Eltern. Die meisten Eltern sind wirklich sehr bemüht und streben an, dass die Kinder frühzeitig in ihrem eigenen Zimmer schlafen. Daher gehen sie beim Rufen zum Kind, beruhigen es und warten, bis es wieder im eigenen Bett eingeschlafen ist. Das zieht sich manchmal ein wenig hin, weil die Kinder nicht wollen, dass die Eltern weggehen. Irgendwann siegt die Müdigkeit und sie schlafen ein. Dann schleichen sich die Eltern wieder in ihr eigenes Bett, um kurze Zeit darauf erneut gerufen zu werden. So wandern viele Eltern einige Male hin und her, bis sie vollkommen wach und gleichzeitig erschöpft sind. Sie resignieren und nehmen das Kind mit zu sich ins Bett. Danach schläft das Kind relativ ruhig weiter.
Andere Kinder können schon selbst aus ihrem Bett krabbeln und kommen direkt zu ihren Eltern ins Bett. Manche Eltern machen sich auch hier wieder die Mühe und bringen die Kinder mehrere Male pro Nacht zurück ins eigene Bett, bevor sie aufgeben oder so fest schlafen, dass

sie nicht merken, wenn das Kind sich wieder dazulegt. Leicht eingequetscht wachen die Eltern dann irgendwann auf und wagen es nicht, sich in den frühen Morgenstunden zu bewegen, um die Kinder bloß nicht aufzuwecken. Alles andere als eine erholsame Nacht liegt dann hinter ihnen.

Wieder andere Familien quälen sich damit, dass die Kinder zwar die Nacht über in ihren Zimmern schlafen, dann aber in den frühen Morgenstunden erwachen, zu den Eltern kommen und dann ... um fünf Uhr morgens quietschfidel und hellwach sind. Das sind alles andere als stille Nächte!

Erkennst du eure nächtliche Situation wieder? So geht es tatsächlich ziemlich vielen Eltern, weil wir – mal mehr oder weniger – in demselben Struggle feststecken: Einerseits wollen und brauchen wir Schlaf und haben keine Lust, die ganze Nacht hin- und herzulaufen und andererseits sorgen wir uns um die Entwicklung unserer Kinder oder um die Bewertungen der Außenwelt. »Wie, dein Kind schläft mit drei noch bei dir?«, ist so formuliert eigentlich schon keine Frage mehr, sondern eine Verurteilung. In diesem Minenfeld fällt es schwer, Klarheit und Ruhe gegenüber dem Kind rüberzubringen, und das spiegelt sich auch in dem nächtlichen Hin und Her wider.

Triff eine Entscheidung, die zu euch passt!

Ich möchte dich ermutigen, eine Entscheidung zu treffen. Wenn du dein Kind in der überwiegenden Anzahl der Nächte früher oder später sowieso zu euch ins Familienbett holst, dann spar dir den Stress und die schlaflosen Stunden und nimm es zum Beispiel direkt mit rüber, wenn du ins Bett gehst, oder lass es gleich bei euch im Familienbett einschlafen, bis es so weit ist, die ganze Nacht allein zu verbringen.

Viele Eltern meinen es wirklich gut und sind der Auffassung, dass die Kinder das Durchschlafen lernen und früher selbstständig werden, wenn sie in ihrem Zimmer ein- und weiterschlafen. In Wahrheit lernen Kinder, die sich damit noch überfordert fühlen (oder nicht angemessen in diesem Prozess begleitet werden), dass sie sich allein unwohl fühlen und nicht entspannt schlafen können, bis die Bezugsperson anwesend ist. Viele dieser Kinder würden in der Nähe der Eltern vermutlich schon durchschlafen (wenn sie nachts keine Mahlzeiten mehr einnehmen), tun dies aber noch nicht, weil sie damit beschäftigt sind, immer wieder Verbindung herzustellen.

Pass euer Schlafsetting an die aktuelle Situation an

Falls du also das Gefühl hast, dass dein Kind noch Unterstützung in Form deiner Anwesenheit braucht und du trotzdem entspannte und bequeme Nächte verbringen möchtest, könntest du folgende Anpassungen vornehmen:

» Baue ein **FAMILIENBETT** im Zimmer der Bezugspersonen und lasse dein Kind dort einschlafen oder nimm es mit zu dir, wenn du ins Bett gehst. Dann musst du nachts nicht mehr aufstehen und auf Wanderschaft gehen. Für den nötigen Komfort sollte jede Person (ob groß oder klein) ausreichend Platz, das heißt etwa 70 bis 90 cm oder natürlich mehr, bekommen. Alternativ kannst du deinem Kind auch ein Nest bauen, das heißt eine Art Zufluchtsort in deinem Zimmer. Das kann ein kleines Bett sein oder eine bequeme Matratze in deiner Nähe, wo es nachts unterkommen kann, wenn es mal mehr Mama und Papa braucht. Ab einem gewissen Alter kann sich das Kind dort hinlegen, **OHNE** euch zu wecken – game changing!

» Auch andersherum funktioniert dies natürlich, wenn du darauf bestehst, dass dein Kind in seinem Zimmer schlafen sollte. Du kannst dir ein Nestchen im Zimmer des Kindes bauen oder ein sehr breites Kinderbett nutzen, um schnell und unkompliziert im Zimmer deines Kindes weiterschlafen zu können, wenn es dich braucht.

» Eine weitere Möglichkeit bietet das Schlafen von Geschwistern in einem Zimmer oder in einem gemeinsamen Bett.

Gemeinsam schläft es sich einfach besser.

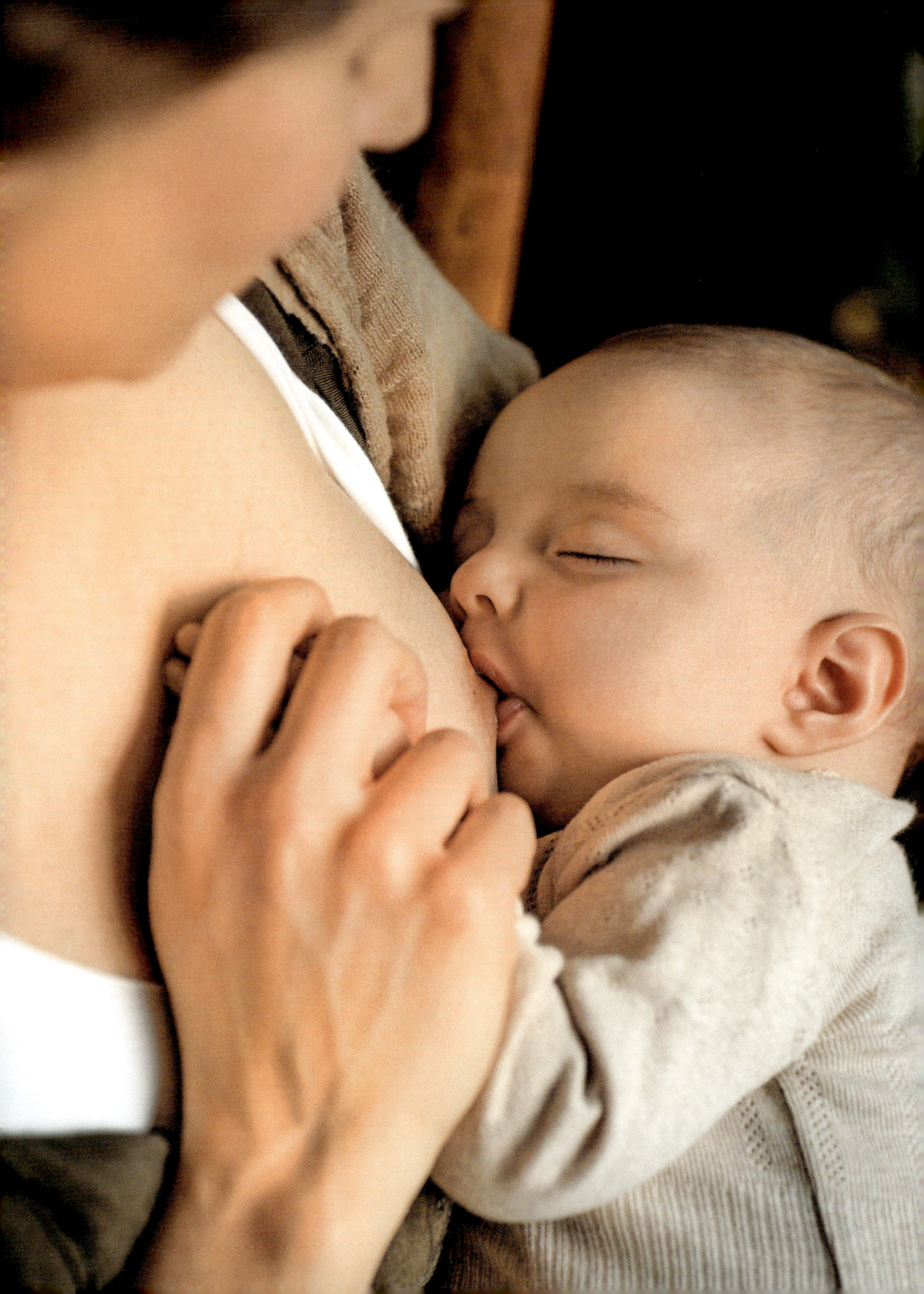

6

Stillen, Trinken und Bindung

MAHLZEIT

Nächtliche Nahrungsaufnahme ist keine schlechte Angewohnheit! Im Gegenteil: Stillen, trinken und nah bei den Eltern schlafen bilden einen Engelskreis, der allen zu ruhigeren Nächten verhelfen kann. Die Vorteile liegen auf der Hand: Das Baby ist warm, sicher und geborgen.

BEDÜRFNIS NACH NAHRUNG

In den bisherigen Kapiteln habe ich ausführlich beschrieben, weshalb Kinder nach dem Einschlafen erwachen können und welche Optionen ihr als Familie habt, um euch die Zeit der noch reifenden Schlafentwicklung so entspannt und erholsam wie möglich zu gestalten. Ausgeklammert habe ich bisher die nächtlichen Mahlzeiten. Eventuell hast du dich schon gewundert, wieso Stillen und Füttern keinen Platz bei den nächtlichen Gewohnheiten fanden. Um es in Kürze vorwegzunehmen: Ich bin der Auffassung, dass die Nahrungsaufnahme in der Nacht mehr ist als ein Bedürfnis nach Nahrung und viel mehr als eine Gewohnheit oder Schlafbrücke. Und weil es so viel mehr ist, habe ich dem ein eigenes Kapitel gewidmet.

Die Verbindung von Stillen und Schlafen

Die Schlafarchitektur des Babys beinhaltet von Geburt an häufige Leichtschlaf- und REM-Phasen sowie regelmäßige Sequenzen des Erwachens. Dieser fragmentierte Aufbau ist so, wie er ist, richtig und wichtig, denn Babys, die nachts regelmäßig erwachen und sich melden, profitieren auf vielen Ebenen – vor allem aber dient der leichte Schlaf der kontinuierlichen Versorgung mit Energie.

Stillen und gemeinsames Schlafen sind wie ein Engelskreis miteinander verbunden: Das Stillen fördert die Synchronisation der Schlafstadien zwischen Mutter und Kind. Das Kind weckt die Mutter in ihren Leichtschlafphasen, manche Mütter werden sogar von sich aus wach, bevor sich das Baby kurz darauf meldet. Dadurch wird die Mutter seltener aus dem Tiefschlaf gerissen und kann sich trotz einiger Stillmahlzeiten in der Nacht regenerieren. In Rückkopplung erhöht sich durch die nächtlichen Mahlzeiten die Milchproduktion und die Stillbeziehung wird durchschnittlich länger aufrechterhalten. Neben den uns bekannten Begriffen wie Co-Sleeping und Bedsharing sprechen andere Experten hierbei explizit von »Breastsleeping« als einer arttypischen Schlafform der Babys. Diese Bezeichnung betont, dass das Schlafen der Stillenden in unmittelbarer körperlicher Nähe zum Baby positive Auswirkungen auf die »Milchmenge, die Gesamtstilldauer, das Wachstum und den Entwicklungsverlauf des Babys sowie auf die Schlafmuster von Mutter und Kind«[29] hat. Stillende Mütter nehmen zudem intuitiv eine schützende, seitlich liegende Schlafposition ein, wie sich in videobasierten Studien zeigte (vgl. Abbildung unten).

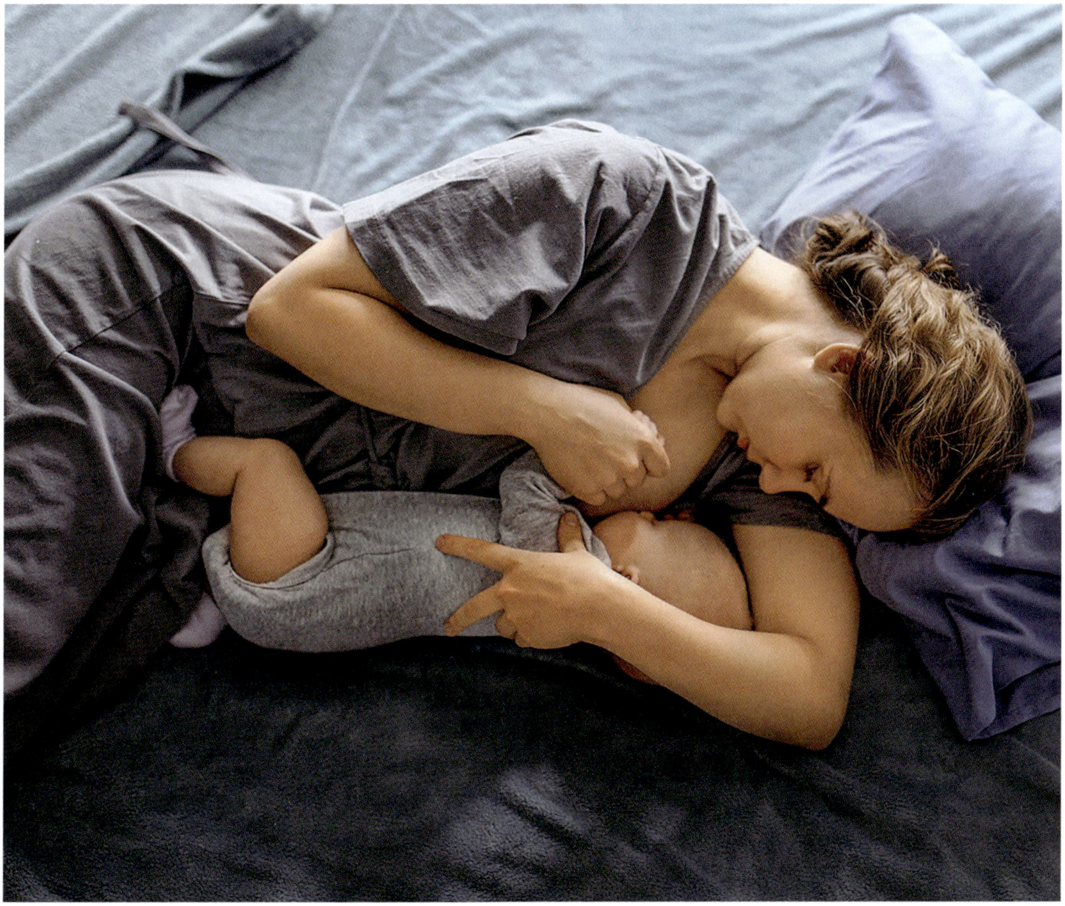

»There is no such thing as infant sleep,
there is no such thing as breastfeeding,
there is only, ›breastsleeping‹.«[30]

Und damit nicht genug: Auch die Inhaltsstoffe der Muttermilch sowie der Prozess des Stillens selbst sind so aufgebaut, dass sie optimal zum (Ein-)Schlafen passen. Das Saugen (dies gilt auch für die Flasche und den Schnuller) beruhigt die Kinder und der Körperkontakt, welcher beim Füttern hergestellt wird, sorgt für die Ausschüttung verschiedener Hormone wie beispielsweise Oxytocin, die das Gefühl von Sicherheit und Verbindung verstärken. Zudem enthält Muttermilch Inhaltsstoffe, die entspannend und schlaffördernd wirken.
Das Trinken und Saugen, insbesondere beim Stillen, sind ihrer Natur nach dazu gedacht, das Ein- und Weiterschlafen zu unterstützen, ohne dass die Babys dazu trainiert wurden oder eine Einschlafassoziation gebildet haben. Wir können also die erste der ursprünglichen

Info

Vorzüge der Verknüpfung von Stillen und Schlaf:

- Viele Babys und aufgeweckte Kleinkinder schlafen insbesondere beim Stillen schnell ein oder entspannen sich: Stillen ist Co-Regulation.
- Das Stillen ist auch für viele Mütter entspannt und unaufwendig möglich, zum Beispiel im Liegen.
- Hormonausschüttung beim Stillen wirkt schlaffördernd auf Seiten von Mutter und Kind.
- Stillen gilt als Schutzfaktor vor dem plötzlichen Kindstod (SIDS).
- Die Stillbeziehung wird positiv beeinflusst.
- Synchronisation der Schlafstadien möglich.
- Beim Co-Sleeping schlafen Mutter und Baby nach dem Stillen schnell wieder ein.

Fragen »Ist Stillen (Trinken an der Flasche) eine Gewohnheit?« zunächst mit einem Nein beantworten, denn es handelt sich um ein natürliches Bedürfnis unserer Kinder, auf diese Weise optimal ein- und weiterschlafen zu können.
Stillen trägt neben der reinen Nahrungsaufnahme auch zu Trost, Schmerzlinderung, Bindungsaufbau, Körperkontakt und Beruhigung bei und ist dementsprechend in Verbindung mit dem Schlaf grundsätzlich als positiv zu bewerten, wenn alle Beziehungsmitglieder damit einverstanden sind. Wenn du nicht stillen kannst oder möchtest, ist es durch bindungsorientiertes Füttern (siehe Kasten S. 165) möglich, eine entspannte und beruhigende Atmosphäre herzustellen.

Und wie lange darf nachts gestillt oder gefüttert werden?

Die durchschnittliche Stilldauer in vielen Kulturen weltweit beträgt ungefähr 30 Monate, was also etwa zweieinhalb Jahren entspricht. Ein Durchschnitt bedeutet natürlich immer, dass es Kulturen gibt, in denen Kinder weitaus länger, und einige, in denen weitaus kürzer gestillt wird. Das Stillen über das erste Lebensjahr hinweg, das wir teilweise spöttisch als Langzeitstillen bezeichnen, ist für viele Kulturen sowie evolutionär gesehen also eine normale Stilldauer.
Auch die Weltgesundheitsorganisation (WHO) empfiehlt nach Einführung der Beikost eine Gesamtstilldauer von 24 Monaten **ODER** darüber hinaus. »Die Nationale Stillkommission gibt keine ausdrückliche Empfehlung, wann endgültig abgestillt werden sollte, weil sich für Deutschland hierzu keine wissenschaftlich begründete Basis finden lässt. Der endgültige Zeitpunkt zum Abstillen sollte nach Auffassung der Kommission eine individuelle Entscheidung sein, die gemeinsam von Mutter und Kind getroffen wird.«[31]

Ob Stillen oder Formula-Ernährung:
Milch oder Milchersatz ist bis in das Kleinkindalter hinein
eine normale und entwicklungsgerechte Ernährungsform!

Und welche Empfehlungen gibt es für das Trinken in der Nacht?

Nun, keine einheitlichen! In den Industrienationen sind sich die meisten Experten und Expertinnen einig: In den ersten Lebenswochen brauchen Babys nachts ihre Milch, ihr Körper ist auf die regelmäßige Kalorienzufuhr und Nähe der Bindungspersonen angewiesen. Für die Zeit unseres hiesigen Wochenbettes beziehungsweise Mutterschutzes von acht Wochen würden sicherlich auch die meisten Eltern zustimmen, dass das Baby nachts nach seinem Bedarf gefüttert wird. Das Einhalten von Still- beziehungsweise Trinkpausen von drei bis vier Stunden gilt glücklicherweise längst als überholt.

Nach einigen Lebenswochen oder Monaten beginnt dann das Selbstverständnis des nächtlichen Fütterns ins Wanken zu geraten. Die Empfehlungen und Überzeugungen von Fachpersonen reichen von acht Lebenswochen bis hin zu mehreren Jahren, in denen Kinder nachts Nahrung erhalten sollten. In der Beratungspraxis mache ich die Erfahrung, dass auch Eltern im Laufe des ersten Lebensjahres immer stärker das nächtliche Trinkverhalten ihrer Kinder hinterfragen beziehungsweise sich um die Häufigkeit des Trinkens sorgen.

Was steckt hinter dem Wunsch abzustillen?

Allen voran sind es die **MÜDIGKEIT UND ERSCHÖPFUNG**, die mit den Monaten der nächtlichen Pflege und Umsorgung eines Babys einhergehen. Und sicherlich ist es auch nicht nur die nächtliche Pflege, sondern auch die Tatsache, dass die meisten Eltern auch tagsüber stets die volle Verantwortung für ihr Kind tragen. Nicht zu vergessen die Verantwortung für die Geschwisterkinder, den Haushalt, die Rechnungen und und und ...

Es ist schon genug, sich um ein Baby zu sorgen, und definitiv zu viel, all die anderen Dinge zusätzlich erledigen zu müssen. Das macht müde, das laugt aus. Und wenn das Baby dann mit sechs Monaten immer noch alle zwei oder drei Stunden erwacht, liegt es nahe, genau **HIER** das Problem zu vermuten. Dabei ist das Problem viel weitreichender: Es ist die Unterstützung, die uns fehlt, es sind die Ruhepausen am Tag, es ist der mental load, es ist das Gesamtpaket der hohen Anforderungen verteilt auf wenige Köpfe.

Wenn dann auch noch bald die **ELTERNZEIT** endet, kommt zusätzlicher Druck in die Sache. Nicht wenige Beratungen beginnen mit den Sätzen: »Ich beginne in wenigen Wochen zu arbeiten und mein Baby schläft gerade ganz unruhig. Ich habe Angst, wie ich das alles schaffen soll.« Die meisten Mütter beginnen hierzulande rund um den ersten Geburtstag mit der Wiederaufnahme ihrer Tätigkeit. Gerade dies ist aber ein Zeitfenster, in dem beim Baby beziehungsweise Kleinkind sehr viel passiert: Motorik, Sprache, Trennungsängste, Zahnen, Eingewöhnung in die Betreuung ... Nicht selten wirkt sich dies auch auf den Schlaf aus. Ein Konfliktfeld ist vorprogrammiert.

Auch die **EINSTELLUNG UND MEINUNG DES PARTNERS** beziehungsweise der Partnerin haben einen hohen Einfluss darauf, wie lange eine Stillbeziehung (nachts) fortgeführt wird. Wenn der Partner, die Partnerin dem nächtlichen Stillen oder Füttern kritisch gegenübersteht und zum Beispiel dazu drängt, »strenger« mit dem Kind zu sein, oder der Meinung ist, dass die Liebesbeziehung unter der Stillbeziehung leidet, beeinflusst das natürlich auch die eigene Befindlichkeit und die Bereitschaft, das Stillen oder Füttern fortzuführen.

Und dann sind da natürlich auch noch die eigenen Glaubenssätze, Lehren und Weisheiten, die manchmal ganz schön mit den Gefühlen und Intuitionen kämpfen. Da sagt der Kopf: »Du bist doch selbst schuld, dass dein Kind so schlecht schläft, du lässt es ja auch an der Brust einschlafen«, und der Bauch: »Es ist richtig und gut, so wie es ist, mein Kind fühlt sich wohl, ich fühle mich wohl.«

Leider gibt es dann noch einen zusätzlichen Aspekt, der zu nicht minder starken Verunsicherungen führt, und das ist das Umfeld der Kleinfamilie. Beginnend bei Verwandten und Freunden, die ihre Erfahrungen und Meinungen teilen, manchmal auch eindringlich davor warnen, das Kind nachts noch zu füttern oder in den Schlaf zu stillen. Weiter geht es in den Krabbel- und Babyschwimmgruppen sowie auf dem Spielplatz, wo du mitbekommst, wie toll das Baby von Lisa schon durchschläft. Und es endet nicht selten bei Kinderärzten, -ärztinnen und anderen Experten und Expertinnen, die nicht müde werden, darauf hinzuweisen, dass Babys ab zwei, drei oder sechs Monaten nachts keine Nahrung mehr brauchen und allein einschlafen sollten.

Und wenn ich das hier so aufschreibe, kriege ich fast selbst Zweifel am nächtlichen Stillen: **WIE** soll man bei all den Meinungen und der Besserwisserei nicht verunsichert werden? Es ist kaum möglich, aus dieser Flut an Einflüssen die **RICHTIGE** Information zu filtern. Zusätzlich haben Schlafberater und Beraterinnen den Markt erkannt und bieten Beratungen für Eltern zum nächtlichen Stillen, Abstillen und Schlafen an. Da dieser Beruf in Deutschland nicht geschützt ist (warum eigentlich nicht, hier wird mit Babys gearbeitet?), ist dies ein Nährboden für weitere Verunsicherungen, weil in Schlaftrainings nicht selten zum Abstillen beziehungsweise Nicht-Füttern gedrängt wird, damit das Kind lernt durchzuschlafen. Häufig beziehen sich Ratgebende und Fachpersonal auf Bücher wie beispielsweise das über eine Million Mal verkaufte Buch »Jedes Kind kann schlafen lernen«. Hier wird suggeriert, dass es möglich sei, mit sechs Monaten viele Stunden am Stück ohne Essen und Trinken durchzuschlafen, und dass dies zusammen mit dem selbstständigen Einschlafen der Schlüssel zum Durchschlafen sei.

Auch in anderen Industrieländern wird davon ausgegangen, dass Babys nachts schon mit sechs oder gar drei Monaten keine Nahrung mehr benötigen. Mir stellt sich beim Lesen solcher Aussagen die Frage: »Was heißt es, dass Babys keine Nahrung in der Nacht benötigen? Worauf stützt sich dies?« Denn tatsächlich gibt es ja **KEINE STUDIE ODER KEIN EXPERIMENT**, mit dem man herausfinden könnte, wann ein Baby nachts keine Nahrung mehr benötigt oder wann es ihm nicht mehr guttut. Solche Studien darf man aus ethischen Gründen zum Glück nicht durchführen. Ich habe verschiedene Experten und Expertinnen befragt, woher der Cut-off-Wert von sechs Monaten stammt, und erhielt verschiedene Aussagen von »Habe ich so gelernt«, über »Ab diesem Alter wird das Trinken zur Gewohnheit« bis hin zu dem Verweis auf das Buch »Jedes Kind kann schlafen lernen«. Eine weitere interessante Erklärung lautet, dass der Blutzucker bei Babys mit sechs Monaten so stabil sei, dass dieser ohne nächtliche Nahrung nicht mehr in gefährliche Bereiche absinke.

Übersetzt bedeutet dies für mich: Es ist wahrscheinlich nicht mehr lebensgefährlich, einem sechs Monate alten Baby nachts keine Nahrung

QUICKTIPPS
Bindungsorientiertes Füttern mit Flasche

Achtsames und bindungsorientiertes Füttern mit der Flasche nach Bedarf (gemäß den Empfehlungen des Europäischen Instituts für Stillen und Laktation):

- Die Flasche im Körperkontakt geben, auch immer mal wieder im direkten Haut-auf-Haut-Kontakt.
- Blickkontakt mit dem Baby halten.
- Zeit und Ruhe nehmen.
- Menge und Häufigkeit der Mahlzeiten nach Bedarf des Kindes variieren.
- Dem Kind beim Trinken auch Pausen gewähren, wenn es Anzeichen dafür gibt.
- Das Kind aufrecht füttern.
- Hauptbezugspersonen sollten hauptsächlich selbst füttern.

Es gibt Hinweise, die darauf hindeuten, dass schwere, nichttransparente Flaschen die Eltern mehr dazu animieren, auf die Zeichen des Kindes zu achten.

zu geben. »Nicht lebensgefährlich« heißt aber noch lange nicht »sinnvoll« oder »gesund«! Ich zum Beispiel kann auch ohne zu frühstücken zur Arbeit fahren, ich kann, wenn es drauf ankommt, auch den ganzen Tag nichts essen oder gar mehrere Tage fasten, wenn man mir anderweitig kein Essen zur Verfügung stellt. Aber hat das auch Vorteile für mich, ist es gesund? Hierzu schreibt der Kinderarzt und Autor Herbert Renz-Polster[32], dass aus evolutionärer Sicht davon auszugehen sei, dass das Gehirn aufgrund seines großen Wachstums in den ersten Lebensjahren auch nachts Energiezufuhr brauche und Kinder eher davon profitierten, wenn sie nachts gestillt beziehungsweise gefüttert werden. Er verweist zudem auf die American Academy of Pediatrics (AAP), welche bestätige, dass es keine wissenschaftliche Kritik gegen das langjährige Stillen gebe. Weder verwöhne es die Kinder übermäßig noch behindere es sie in ihrer Autonomieentwicklung.

Halten wir fest: Es gibt keine universelle Antwort darauf, wie lange Kinder nächtliche Kalorienzufuhr benötigen. Es bleibt uns nur eine individuelle Bewertung eines jeden Kindes, seiner Gesundheit, seiner Entwicklung und seiner Lebensumstände sowie die seiner Bezugspersonen. Ich schließe mich in diesem Buch grundsätzlich den Empfehlungen an, dass Babys mindestens bis zum ersten Geburtstag von nächtlicher Kalorienzufuhr profitieren, wenn sie diese von sich aus einfordern. Gleichzeitig unterstütze und respektiere ich Eltern und Familien, die sich aus persönlichen Gründen für ein nächtliche Reduktion der Mahlzeiten vor dem ersten Geburtstag entscheiden. Warum? Weil es mir lieber ist, dass diese Eltern gut informiert und gestärkt in diesen Prozess gehen, als wenn sie ihr Baby von heute auf morgen nicht mehr füttern und als Konsequenz keine ruhigeren Nächte, sondern ganz viel Stress und Frust erleben.

Stillen, Fläschchen und Co. als Einschlafbrücke

Stillen sowie das Saugen an einer Flasche oder einem Schnuller sind natürliche Einschlafhilfen für Kinder, weil sie viele Grundbedürfnisse gleichzeitig erfüllen und zur Entspannung beitragen. Hier und da lese und höre ich hieraus die Schlussfolgerung: »Stillen ist keine Gewohnheit, es ist ein Grundbedürfnis.« Diese Aussage ist nur teilweise richtig, denn sehr wohl kann auch das Stillen mit der Zeit derart ritualisiert mit dem Einschlafprozess verbunden sein, dass es gleichzeitig zu einer Ein- beziehungsweise Weiterschlafgewohnheit wird. Jetzt ist die Verwirrung komplett. Was ist denn also zu tun? Ist es sinnvoll, dass-Stillen beim Einschlafen gar nicht erst anzufangen oder am besten sofort damit aufzuhören, damit das Kind besser schläft?
Nein, das finde ich absolut nicht! Ich bin der Auffassung, dass diese Art der Einschlafhilfe sehr praktisch und sinnvoll ist, solange sich alle Beteiligten damit wohlfühlen. Es ist eben natürlich und praktisch zugleich, deshalb ist es ja auch die beliebteste Schlafbrücke der Kinder – und vieler Eltern gleichermaßen. Es gibt keinen Grund, die wundervolle Erfahrung eines zufriedenen und satten Babys, das friedlich beim oder nach dem Trinken einschlummert, zu missen, um eventuelle Gewohnheiten zu vermeiden. **UND** nicht alle Kinder, die an der

Brust einschlafen, erwachen nachts sehr häufig. **UND** nicht alle Babys schlafen gern beim Trinken ein. Das sind alles Eventualitäten.

So lief es bei uns
Tatsächlich habe ich selbst zwei Stillbeziehungen geführt, die in puncto Schlaf ganz unterschiedlich waren beziehungsweise sind, und dies geht sicherlich vielen Mehrfacheltern genauso. Ein Baby hätte ich gern in den Schlaf gestillt, aber es schlief nie beim Trinken ein. Dafür wachte es nachts umso häufiger auf, um zu trinken (versteh einer diese Kinder ...) Alle zwei bis drei Stunden und phasenweise stündlich. Das war natürlich mehr als ein Nahrungsbedürfnis, das war auch Beruhigung, Trost, Nähe und definitiv später auch Einschlafbrücke. Das andere Baby möchte in bestimmten Situationen am liebsten mit der Brust einschlafen wie beispielsweise am Abend im Bett. Hier hat es bereits eine Verknüpfung aus Stillen und Einschlafen im Bett gebildet. Dafür wacht es nachts nur wenige Male zum Stillen auf, ohne dass ich in der Nacht bereits irgendetwas geübt oder bewusst anders gemacht hätte – beide Kinder wurden nach Bedarf gestillt, solange es für alle Beteiligten passte. Einzig habe ich bei meiner zweiten Tochter von Beginn an darauf geachtet, dass Schlafen ganz positiv und entspannt abläuft und sie viele Möglichkeiten bekommt, verschiedene Wege in den Schlaf kennenzulernen. Ob das nun das ruhigere Schlafen in der Nacht bewirkte? Wir werden es nie erfahren.

Etwas anders verhält es sich, wenn etwas in ein Extrem rutscht, das den Beteiligten nicht mehr guttut, zum Beispiel wenn das Baby nach jedem Schlafzyklus erwacht und sich zum kurzen Stillen meldet, die Brust der Mama in der Nacht zum Dauernuckeln verwendet und erwacht, sobald diese aus dem Mund fällt, oder nachts mehrere große Flaschen Milch und Wasser trinkt (bitte ärztlich abklären, wenn das Kind besonders starken Durst hat), sodass es dadurch für keinen Beteiligten zur Nachtruhe kommt.
Immer dann, wenn **DU** an deine Grenzen kommst und es sich nicht mehr stimmig anfühlt, ist es meines Erachtens völlig in Ordnung, auch an einer natürlichen Einschlafbrücke wie dem Stillen zu arbeiten beziehungsweise neue Wege zu gehen.

NEUE WEGE FÜR DIE NACHT

Wenn du dich über das nächtliche Stillen beziehungsweise Füttern informiert hast, kann es sein, dass du dessen Vorteile und Sinnhaftigkeit für dein Kind erkennst und gleichzeitig stark unter der aktuellen Situation leidest. Wir alle sind verschieden und so kann es sein, dass es für Mutter A ganz angenehm ist, mit dem Kind in einem Bett zu schlafen und es nachts dreimal zu stillen, und Mutter B hiermit an ihre Belastungsgrenzen kommt, weil sie neben dem Kind nicht gut schlafen kann oder nach dem Stillen nicht wieder in den Schlaf findet. Auch sind die Bedingungen, die in den Familien am Tag herrschen, völlig verschieden. Die einen können tagsüber ruhen oder schlafen, und andere gehen schon wieder arbeiten oder versorgen zeitgleich mehrere Kinder allein. Wie es auch bei dir sein mag, hör auf dein Gefühl und deinen Körper, du musst niemandem etwas beweisen. Du darfst jederzeit den für dich und euch richtigen Weg einschlagen.
Wenn du also schlussfolgerst, dass dich deine aktuelle Situation belastet und du etwas verändern möchtest, unterstütze ich dich gern und mag dir vorweg sagen: Es erfordert etwas Zeit und Geduld, schlafen und stillen oder trinken zu entzweien. Dein Kind wird in der Regel nicht verständnisvoll nicken, wenn du ihm neue Einschlafbrücken präsentierst, weil genau diese einfach ziemlich gut und effizient sind.

Die sanfte Alternative

Ich erlebe, dass Mütter gedanklich meist vor zwei Optionen stehen oder gestellt werden, wenn sie unter dem häufigen nächtlichen Stillen, Füttern oder Nuckeln leiden: Erstens, sie stillen komplett ab oder füttern das Baby von heute auf morgen nachts nicht mehr. Zweitens, sie probieren es mit einem Schlaftraining, das allerdings die wenigsten konsequent durchstehen können. Weder ein Schlaftraining noch das komplette Abstillen sind allerdings notwendig, um das nächtliche

Trinken zu reduzieren (es sei denn, du möchtest wirklich komplett abstillen). Was wäre also der erste Schritt für neue Wege? Die Grundlage bilden die folgenden acht Punkte.

1. Schlafplatz überprüfen

Reflektiere vor einer Veränderung der nächtlichen Nahrungsaufnahme zunächst eure Schlafsituation. Hast ast du es nachts (beim Stillen und Füttern) bequem? Haben alle Personen, die sich einen Schlafplatz teilen, ausreichend Platz? Kannst du beruhigt schlafen, weil dein Baby sicher bei dir oder in deiner Nähe liegt? Sorge zunächst für ein sicheres und praktisches Setting und bedenke dabei sowohl die Bedürfnisse deines Kindes als auch deine eigenen für erholsame Nächte.

2. Schlaftagebuch überprüfen und Bedarf anpassen

Gerade bei Neugeborenen und Babys sind diese Maßnahmen sinnvoll, denn du kannst an ihrer nächtlichen Stillfrequenz wenig ändern. Sie brauchen nachts regelmäßige Energiezufuhr, die Beruhigung und Zuwendung ihrer Bezugsperson und mögen es gar nicht, wenn das Füttern hinausgezögert oder verwehrt wird. Hier kannst du meist nur die Rahmenbedingungen ändern, in denen du dein Kind versorgst. Für Babys unter einem Jahr gilt es also neben einem bequemen und konstanten Schlafplatz (jede Person etwa 70 bis 90 cm) und der Nähe zu den Bezugspersonen (Co-Sleeping beziehungsweise Bedsharing), passende Schlafenszeiten sowie einen geregelten Tag-Nacht-Rhythmus einzuführen. Kinder, die entsprechend ihrem Bedarf schlafen, haben nachts seltener Schwierigkeiten mit häufigem Erwachen oder langen Wachphasen. Wenn du auf diese zwei Punkte schaust und gegebenenfalls einige Aspekte anpasst, kann es sein, dass eure Nächte bereits ruhiger werden und weitere Veränderungen für dich nicht mehr notwendig sind. Wenn du Veränderungen in diesen Punkten vornimmst, gib deinem Kind einige Tage Zeit, sich daran zu gewöhnen.

3. Nahrungsaufnahme reflektieren

Wenn sich beim häufigen nächtlichen Erwachen beziehungsweise Stillen oder Trinken nichts getan hat, könnten folgende Maßnahmen

die Situation entschärfen: Wenn du dein Baby nachts bisher im Halbschlaf kurz anlegst oder an der Flasche saugen lässt, versuche, es einige Nächte (und auch tagsüber) bewusst(er) zu füttern. Trinkt es wirklich oder nuckelt es eher an der Brust? Wenn es tatsächlich ausreichend trinkt, kannst du auf diese Weise eventuell etwas mehr Zeit bis zur nächsten Nachtmahlzeit gewinnen. Auch tagsüber kannst du darauf achten, dein Baby regelmäßig anzulegen, damit es seinen Kalorienbedarf nicht primär während der Nachtstunden deckt.
Zudem ist es wichtig, dass die Mutter eine bequeme Stillposition einnimmt, sodass sie quasi im Halbschlaf stillen und danach schnell weiterschlafen kann. Wenn das Baby nicht mehr aktiv saugt beziehungsweise satt ist, darfst du die Brust sanft lösen, sodass dein Baby die Erfahrung macht, ohne Nuckeln weiterschlafen zu können. Du musst nicht jedes Mal warten, bis es von sich aus abdockt beziehungsweise mit der Brust im Mund einschläft.
Alternativ kannst du, wenn du und dein Kind es möchten, einen Schnuller anbieten, nachdem du abgedockt hast. Gute Erfahrungen habe ich bisher auch damit gemacht, eine Stillberatung in Anspruch zu nehmen beziehungsweise die Hebamme zu kontaktieren, um das Stillen oder Füttern bei Bedarf zu optimieren.

4. Fragmentierter Schlaf

In schwierigen Phasen, gerade auch im zweiten Lebenshalbjahr, machen die meisten Babys einen ausgedehnten Mittagsschlaf. Wenn du hier die Möglichkeit hast, ein Schläfchen im Liegen zu etablieren, so kannst auch du von dieser Mittagsruhe profitieren (wenn du keine weiteren Kinder zu betreuen hast oder deine Kinder sich schon mal eine Stunde selbst beschäftigen können).
Du nimmst dir damit den Druck, dass die Nacht gut laufen muss, damit du den ganzen Tag überstehst. Eventuell kannst du ab und zu andere Bezugspersonen oder Freunde einspannen, die auf das Baby aufpassen, damit du tagsüber schlafen oder ruhen darfst. Auch wenn du es bisher nicht gewohnt bist, tagsüber zu schlafen –, ist auch für dich hier eine Gewöhnung möglich – dein Körper kann sich an den fragmentierten Schlaf anpassen.

5. Alternative Schlafbrücken

Babys, die nachts häufig trinken oder nuckeln, tun dies aus verschiedenen Gründen, die ich bereits zu Beginn des Kapitels beschrieben habe. Wenn beim (Ein-)Schlafen Bedürfnisse wie Nahrungsaufnahme, Nähe und Sicherheit grundsätzlich erfüllt sind, darfst du versuchen, andere Brücken in den Schlaf anzubieten. Dein Baby wird dann vermutlich weiterhin nachts aufwachen, aber es besteht die Chance, dass es dies weniger häufig tut, weil es zum Weiterschlafen nicht jedes Mal die Brust oder Flasche braucht. Aus meiner Erfahrung funktioniert dies allerdings nur bei einem Teil der Kinder, weil sie zwischen dem Einschlafen am Abend und dem Weiterschlafen in der Nacht unterscheiden können und sich nachts daher weiterhin zum Stillen oder Trinken melden.

6. Nächtliches Nuckeln reduzieren

Neben der nächtlichen Nahrungsaufnahme, die gerade für Babys sehr wichtig ist, kann es vorkommen, dass Kinder nachts sehr häufig erwachen und nur mit der Brust beziehungsweise Flasche im Mund weiterschlafen. Dabei trinken sie kaum aktiv, sondern möchten lediglich den Sauger beziehungsweise die Brustwarze im Mund halten. Sobald diese entfernt wird, erwachen sie, weinen und fordern sie erneut ein.

QUICKTIPP
Schnuller selbst greifen

Wenn dein Kind nachts beim Zwischenerwachen einen Schnuller nutzt, um sich zu beruhigen, könntest du ihm diesen ab etwa sechs bis acht Monaten in die Hand geben, anstatt ihn ihm direkt in den Mund zu stecken. So kann dein Kind lernen, den Schnuller selbst zu greifen, ohne dich hierfür zu wecken. Dies würde ich allerdings vorerst tagsüber üben, damit es nachts keine zusätzliche Unruhe gibt. Leuchtende Schnuller helfen außerdem beim Auffinden im Dunkeln.

Dies ist für die Bezugsperson, die die nächtliche Pflege übernimmt, sehr anstrengend, da es kaum zu erholsamem Tiefschlaf kommt. Immer häufiger entstehen Machtkämpfe, wer denn nun das bekommt, was er oder sie möchte. Das Kind kämpft um die Brust beziehungsweise die Flasche und das Elternteil versucht immer häufiger, diese zu entziehen. Es endet oft darin, dass das Kind weint und doch seinen Wunsch durchsetzt, manchmal erwacht es auch komplett und bleibt mehrere Stunden wach. Hier liegt nahe, dass es sich um eine Einschlaf- beziehungsweise Weiterschlafassoziation handelt, denn das Kind hat verknüpft, dass Einschlafen am besten mit der Brust oder dem Sauger im Mund möglich ist.
Mein Vorschlag wäre hier, tagsüber das Einschlafen ohne Nuckeln zu üben. Das Kind kann wie gewohnt gestillt oder gefüttert werden, nun mit der Veränderung, dass die Brustwarze oder der Sauger entfernt wird, wenn es nicht mehr aktiv trinkt beziehungsweise satt ist. Alternativ kann ein Schnuller angeboten und das Kind (übergangsweise) im Körperkontakt in den Schlaf begleitet werden. Auch das Tragen oder Wiegen kann hier übergangsweise (!) zum Einsatz kommen.
Des Weiteren hat auch Elizabeth Pantley eine sanfte Entwöhnung vorgeschlagen:[33] Sie empfiehlt in ihrem Buch »Schlafen statt Schreien«, das Saugen an Brust, Flasche oder Schnuller zunächst zu ermöglichen, bis das Kind satt ist beziehungsweise bis es nicht mehr aktiv saugt. Dann könnte man abdocken und das Kind anderweitig beruhigen. Wenn das Kind die Brust oder den Sauger wieder einfordert, dann würde man diesen nach Pantleys Plan wieder zur Verfügung stellen und erneut warten, bis sich die Saugbewegungen verlangsamen, bevor erneut gelöst wird. Und so könnte sich das Szenario bei den ersten Versuchen mehrere Male wiederholen, bis das Kind tatsächlich ohne Brust oder Sauger im Mund weiterschläft.
Aus meiner Erfahrung funktioniert dieses Vorgehen eher bei jüngeren Babys, wenn die Verknüpfung zwischen Schlafen und Saugen noch nicht allzu groß **UND** der Schlafdruck hoch sind. Ältere Kinder werden die Brust oder den Sauger tendenziell nicht so einfach hergeben und erwachen unter Umständen komplett. Daher empfehle ich diese sanfte Entwöhnung zunächst tagsüber und beim Einschlafen zu üben

und dies eher als langfristiges Projekt zu betrachten. In der Nacht und insbesondere in der zweiten Nachthälfte, wo der Schlaf störanfällig ist, könnte diese Übung für Unmut auf allen Seiten sorgen. Wenn du allerdings fest entschlossen und dir des Risikos des vollständigen Erwachens beziehungsweise des Weinens in der Nacht bewusst bist, möchte ich dich natürlich nicht davon abhalten, Pantleys sanfte Entwöhnung auch die ganze Nacht über weiterzuführen.

7. Dreamfeeding

Auch das sogenannte Dreamfeeding gilt als moderne Methode, um die Chance auf längere nächtliche Schlafphasen zu steigern. Die Idee ist, dass das Baby bewusst nochmals gefüttert wird, kurz bevor die Eltern dann selbst ins Bett gehen. So soll vermieden werden, dass sich das Baby kurz nach dem Einschlafen der Eltern zum Trinken meldet. Da sich Babys aber aus den verschiedensten Gründen zum Trinken melden, ist diese Option für mich kein Garant für längeres Schlafen, sondern eher eine Möglichkeit, die ich nutze, wenn es gerade passt. Wenn mein Baby also unruhig wird, kurz bevor ich selbst ins Bett gehe, dann lege ich es an. So sind mir tatsächlich die nächsten zwei Stunden Schlaf sicher. Wenn es aber tief und fest schläft, würde ich kein Baby aus dem Tiefschlaf reißen – und dies auch nicht weiterempfehlen.
Du merkst, Eltern und Experten und Expertinnen investieren viel Zeit und Energie in die Entwicklung verschiedener Methoden und Taktiken, um Kinder zu ruhigerem Schlaf zu motivieren. Für mich wird hierin immer wieder eines klar: Erstens, die meisten Eltern stehen vor denselben Problemen, zweitens, trotz aller Bemühungen gibt es die perfekte Methode nicht beziehungsweise wurde sie bisher nicht gefunden, und drittens, was bei einem Kind funktioniert, funktioniert bei den anderen noch lange nicht.

8. Den Partner, die Partnerin einbeziehen

Wenn es euch möglich ist, können auch ein Gespräch und der Einbezug des Partners, der Partnerin entlastend sein. Kommuniziere offen deine Bedürfnisse zum Beispiel nach mehr Schlaf und Ruhe und besprich dann, welche Veränderungen für eure Familie möglich sind. Ist es mehr Betreuung am Tag, sodass du tagsüber schlafen kannst? Ist es die Übernahme von Aufgaben und Organisation im Alltag (Achtung: Auch mental load ist anstrengend)? Oder ist es tatsächlich sogar die nächtliche Betreuung des Kindes? Wenn du keine Kraft mehr hast, ist es doch völlig okay, wenn eine andere Bezugsperson nachts mal ein Fläschchen mit abgepumpter Milch anbietet oder bei älteren Kindern vielleicht auch eine Pre-Milch beziehungsweise Wasser. Es gibt hier viele Möglichkeiten. Und wenn du dadurch zwischen 21 und drei Uhr sechs Stunden am Stück schläfst und ihr dann wechselt, ist doch sicherlich schon viel gewonnen. Oder wie wäre es, wenn das Baby um fünf Uhr abgeholt wird und du dann noch bis neun oder zehn weiterschlafen kannst? Zumindest einige Male die Woche. Ein paar Stunden Schlaf **OHNE** Baby an der Seite sind sehr heilsam und erholsam. Unterschätze nicht, dass du auch im Schlaf mit halbem Ohr auf euer Baby aufpasst und sofort abrufbereit bist. Auch das ist anstrengend. Mach es dir zur Aufgabe, Hilfe einzufordern und anzunehmen.

Nächtliche Stillpause

Eine mittlerweile durchaus bekannte Vorgehensweise, das nächtliche Stillen zu reduzieren, wird als Gordon-Methode bezeichnet. Der Kinderarzt Dr. Jay Gordon hat einen Plan vorgeschlagen, mit dessen Hilfe innerhalb von zehn Tagen eine nächtliche Stillpause von rund sieben Stunden ermöglicht werden soll.[34] Empfohlen wird die Methode für gesunde Kinder nach dem ersten Lebensjahr (ab dem ersten Geburtstag). Die nächtliche Trinkpause kann auch eingeführt werden, wenn die Mutter tagsüber noch stillt – es muss nicht komplett abgestillt werden! Wie bei allen anderen Veränderungen ist es auch hier wichtig, einen Zeitraum auszuwählen, an dem die Bezugspersonen Zeit und Ruhe für diesen Prozess haben. Zudem sollten auch alle Bezugspersonen mit diesem Prozess einverstanden und davon überzeugt sein.
Bei diesem Vorgehen geht es im Kern darum, dem Kind zu vermitteln, dass es in einem bestimmten Zeitraum in der Nacht nicht mehr gestillt beziehungsweise gefüttert wird. Da diese Veränderung der Erholung der stillenden Mutter dient, legt diese zunächst den Zeitraum fest, in dem nicht gestillt wird – beispielsweise zwischen 23 und sechs

Uhr. Vor 23 Uhr und nach sechs Uhr wird das Kind wie gewohnt gefüttert. Falls ein Kind beim abendlichen Stillen einschläft, kann dies also so beibehalten werden.

Es kann individuell auch länger oder kürzer als zehn Tage dauern, bis sich ein Kind an diese Veränderung gewöhnt hat. Zu rechnen ist auch damit, dass die Bezugsperson, die das Kind nachts betreut, tagsüber sehr müde ist und dementsprechend entlastet werden muss.

Tag eins bis drei

In der Stillpause sollte die betreuende Bezugsperson versuchen, das Kind zunächst anderweitig zum Wiedereinschlafen zu bringen, beispielsweise durch streicheln oder im Arm wiegen. Wenn dein Baby sich nicht trösten und in den Schlaf begleiten lässt, wird vorgeschlagen, in den ersten drei Tagen kurz zu stillen und dann abzudocken, bevor das Kind einschläft. Dieser Punkt ist wichtig! Es geht darum, dass dein Kind die Lernerfahrung macht, nachts ohne Stillen wieder in den Schlaf zu finden.

Tag vier bis sechs

In den folgenden drei Tagen sollte das Kind weiterhin getröstet und begleitet, aber nicht mehr gestillt werden, wenn es während der Stillpause aufwacht. Nach diesen sechs Tagen geht die Theorie davon aus, dass sich das Kind an die neue Situation gewöhnt hat und sich schneller – auch ohne das Stillen – beruhigen lässt.

Tag sieben bis zehn

Wichtig wäre es nun, in den letzten vier Tagen das Kind im Liegen zu beruhigen, damit das Stillen nicht durch andere neue Brücken wie das Tragen ersetzt wird. Auch der Partner, die Partnerin darf nachts in den gesamten Prozess integriert werden und beim Tragen sowie beim Trösten unterstützen.

Positive Aspekte des Vorgehens nach Gordon

- + Kind und Mutter können sich an die Reduktion der Nahrung gewöhnen, weil das Stillen über Tage ausgeschlichen wird.
- + Empfehlenswert für ältere Babys beziehungsweise für Kleinkinder.
- + Die Stillbeziehung kann tagsüber aufrechterhalten werden.
- + Die Gordon-Methode lässt sich individuell an elterliche und kindliche Bedürfnisse anpassen, indem zum Beispiel die Länge und Uhrzeit der Stillpause variiert werden.
- + Das Kind wird mit Körperkontakt begleitet und getröstet.
- + Einbezug von anderen Bezugspersonen möglich.

Aspekte, die in der Praxis zu Schwierigkeiten führen können

- − Es fehlt dem Kind an Orientierung aufgrund der willkürlich festgelegten Uhrzeiten der Stillpause.
- − Eltern stehen vor praktischen Fragen, etwa ob das Kind vor 23 Uhr geweckt werden soll oder was passiert, wenn das Kind um 5:40 Uhr hungrig erwacht, aber die Stillpause bis sechs Uhr festgelegt wurde.
- − Kinder kennen das Weiterschlafen ohne Stillen noch nicht und werden nachts ohne Vorbereitung damit konfrontiert.
- − Die Kinder haben noch keine Fähigkeiten entwickelt, sich anderweitig zu beruhigen, beziehungsweise haben diese bisher nachts noch nicht erprobt. Nun sollen sie plötzlich neue Verhaltensweisen erlernen und das mitten in der Nacht.
- − Manche Kinder haben tatsächlich (erlernten) Hunger und protestieren zum Teil stark gegen die Stillpause. Viele Eltern halten das Weinen nicht aus und brechen die Einführung der Stillpause ab.

Nächtliches Abstillen mit räumlicher Trennung

Eine der größten Schwierigkeiten für Eltern und Kind bei der Einführung einer nächtlichen Stillpause ist die willkürliche Festlegung der Uhrzeiten. Kinder verstehen nicht, weshalb sie um 22 Uhr noch in **DIESEM** Zimmer in **DIESEM** Bett, im Arm **DIESER** Bezugsperson gestillt wurden und dies nun plötzlich um zwei Uhr verwehrt wird. Gerade die jüngeren sind dann sehr verunsichert und fordern teilweise verzweifelt ihre altbewährte Einschlafbrücke ein beziehungsweise kommunizieren, dass sie Hunger haben. Für mehr Orientierung, Struktur und somit Sicherheit für das Kind schlägt Sibylle Lüpold im Abstillplan nach 1001kindernacht® eine räumliche Trennung von Stillen und Schlafen vor.[35] Auch sie befürwortet das nächtliche Abstillen idealerweise nach dem ersten Geburtstag zu beginnen, unter anderem auch, weil das Abstillen vor dem ersten Geburtstag seltener zum Durchschlafen führt, als angenommen oder propagiert wird.

Individuelle Situationen und Konstellationen können natürlich auch berücksichtigt und mit gut ausgebildeten Beratern, Beraterinnen oder Hebammen besprochen werden.

Außerdem rät Lüpold, das Vorgehen auch an die Kinder zu kommunizieren und diese eng zu begleiten – emotional sowie physisch. Der entscheidende Unterschied zu Gordons Vorschlag liegt nun darin, dass empfohlen wird, das Kind wie gewohnt zu stillen – nur eben nicht mehr an dem Ort, wo nachts geschlafen wird. Dadurch wird Platz für ein neues Einschlafritual sowie eine neue Schlafbrücke geschaffen. Dies ist für mich ein entscheidender Vorteil der räumlichen Trennung, denn das Kind darf nun erstmalig damit in Berührung kommen, ohne das Stillen einzuschlafen, und dies ist doch eine wichtige Voraussetzung, um dies auch nachts zu schaffen.

Nachdem das Kind satt und müde ist, können die Bezugspersonen sich mit dem Kind in das Bett legen und versuchen, ohne Stillen einzuschlafen. Sie können es im Arm halten, mit ihm sprechen und es trösten – mit den Mitteln, die dem Kind guttun und ihm helfen einzuschlafen. Wenn sich das Kind durch die alternativen Angebote nicht beruhigen lässt, könnten die Eltern das Tragen oder Wiegen sowie eine Flasche mit Wasser anbieten. Sibylle Lüpold betont, dass die teilweise starken Reaktionen des Kindes völlig normal sind und Eltern das Vorgehen jederzeit abbrechen dürfen. Bei Bedarf können sie es in einigen Wochen erneut versuchen.

FAQ

Kann ich zum (nächtlichen) Abstillen für einige Tage wegfahren?

Ich empfehle, den Begriff Stillbeziehung wörtlich zu nehmen. Eine Beziehung impliziert, dass sowohl Mutter als auch Kind am Stillen beteiligt sind. Du kannst einige Tage wegfahren und in dieser Zeit nicht stillen, doch das bedeutet nicht, dass die Beziehung aus Sicht des Kindes beendet ist – auch wenn das Kind in den vergangenen Tag ohne das Stillen zurechtgekommen ist.

Weder weiß dein Kind, dass du zum Abstillen weggefahren bist, noch hat es dir dazu seine Meinung bekundet. Es kann sein, dass dein Kind dich zu Hause voller Vorfreude erwartet und du das Thema Stillen trotz deiner Abwesenheit noch mal mit deinem Kind besprechen beziehungsweise klären darfst und dementsprechend mit seinen Emotionen konfrontiert wirst. Natürlich gibt es auch Fälle, in denen das Kind tatsächlich nicht mehr stillen möchte.

Je nach Alter deines Kindes und der Häufigkeit des bisherigen Stillens ist das Abstillen für dein Kind eine große Veränderung und Umstellung, und dabei möchte es sicher auch von dir getröstet und begleitet werden. Zum Abstillen wegzufahren, ist also ein bisschen so, wie per SMS Schluss zu machen. Kann man machen – aber geklärt ist dann längst nicht alles.

Umgekehrt kannst du als Stillende übrigens einige Tage wegfahren und die Stillbeziehung trotzdem aufrechterhalten. Informiere dich dazu gern bei deiner Hebamme oder Stillberaterin.

Positive Aspekte des Abstill-Plans nach 1001kindernacht®

+ Enge Begleitung des Kindes mit Körperkontakt wird empfohlen.
+ Das Stillen kann tagsüber aufrechterhalten werden.
+ Das Kind lernt, ohne Stillen einzuschlafen.

+ Es gibt Empfehlungen für ältere Babys und Kleinkinder.
+ Eine individuelle Begleitung nach den Bedürfnissen des Kindes und der Eltern ist möglich.

Aspekte, die in der Praxis bedacht werden sollten

- Das Kind hat eventuell gerade in den ersten Tagen noch Hunger und tut sich mit einer langen Trinkpause von zehn bis zwölf Stunden schwer. Falls ein Stillen nötig erscheint, empfiehlt Lüpold, dies in den ersten Tagen anzubieten und auch hierfür die räumliche Trennung von Stillen und Schlafen zu vollziehen.
- In den ersten Tagen können die Nächte für die Familie beziehungsweise die betreuende Person aufgrund der großen Umstellung und des langen Zeitraums, in dem nicht gestillt wird, unruhig sein.
- Auch zu berücksichtigen ist die Brust der Mutter, die nicht auf eine so lange Pause eingestellt ist. Es könnte in den ersten Nächten daher nötig werden, etwas abzupumpen oder auszustreichen.

Fassen wir zusammen

Wie du siehst, haben alle Methoden Vor- und Nachteile. Es gibt keine perfekte Methode. Und warum nicht? Weil alle Babys, Kinder und Familien verschieden sind und die Einnahme nächtlicher Mahlzeiten etwas Natürliches und Ursprüngliches ist, das nicht einfach an- oder abtrainiert werden kann, wie es uns Erwachsenen passt. Eine Idee, die für Familie A machbar klingt, findet Familie B vielleicht unzumutbar.

Emotionen dürfen sein!

Zu mir kommen immer mehr Eltern, die eine ganz sanfte Lösung für ihre nächtlichen Baustellen wünschen, bei der das Kind bestenfalls überhaupt nicht weint. Aber das kann auch die bedürfnisorientierteste Methode nicht garantieren, denn Veränderungen und gerade das Beenden einer Stillbeziehung gehen mit Emotionen einher. Und nicht selten entsteht dort, wo Emotionen gelebt und verarbeitet werden, auch Wachstum, denn das Kind hat es geschafft, etwas Neues zu lernen und seinen Schmerz, seine Wut zu bewältigen. Sanft und bedürfnisorientiert bedeutet nicht, dass Emotionen nicht sein dürfen.

Mein Ansatz: langfristig und nachhaltig

Wenn du mich fragen würdest, welcher Weg, nächtliche Mahlzeiten zu reduzieren beziehungsweise abzugewöhnen, der sanfteste ist, würde ich dir einen Mix aus den verschiedenen Empfehlungen der Experten und Expertinnen vorschlagen, der zu den Erkenntnissen aus der Lerntheorie passt. Dieser Vorschlag ist allerdings als langfristige und nachhaltige Strategie zu verstehen und lässt sich nicht in einem einfachen »In drei Tagen schläft dein Baby durch«-Plan abbilden. Wenn du also die Zeit und die Kapazitäten aufbringen kannst, könnten dir folgende Vorschläge weiterhelfen dein Kind peu à peu durch die Veränderung zu begleiten.

- » Ich würde das Kind zuerst am Tag mit neuen Lernerfahrungen konfrontieren, das heißt, mit dem Kind alternative Wege des Einschlafens üben. So gewinnt das Kind verschiedene Vorstellungen davon, wie das Einschlafen **NOCH** funktionieren kann.
- » Im nächsten Schritt würde ich am Abend ein neues Ritual des Einschlafens einführen. Wenn du dein Kind am Abend noch stillst oder mit der Flasche fütterst, würde ich hierzu die räumliche Trennung von Schlafen und Trinken wählen, wie Sibylle Lüpold dies bereits vorgeschlagen hat.
- » Wenn das Einschlafen ohne Stillen oder Trinken funktioniert, können wir uns sicher sein, dass das Kind prinzipiell gelernt hat, am Tag und am Abend ohne Stillen beziehungsweise Trinken einzuschlafen. Es kann nun auch nur mithilfe deiner Anwesenheit und gegebenenfalls mit Körperkontakt zur Ruhe kommen. Ein wichtiger Meilenstein, um diese neue Fähigkeit auch in der Nacht anwenden zu können.
- » Nun wäre es möglich zu schauen, wie die nächtlichen Bedürfnisse alternativ zum Stillen oder Saugen an der Flasche befriedigt werden können. Für den Hunger könnte man im Übergang etwas Milch aus einem Becher oder einer Trinklernflasche anbieten. Manche Eltern gestalten die nächtlichen Mahlzeiten im Übergang bewusst ganz anders und bieten beispielsweise eine Banane an. Die weiteren Bedürfnisse wie Nähe, Körperkontakt und Sicherheit kannst du beispielsweise über das Co-Sleeping herstellen.

- Wenn du selbst noch stillst, berücksichtige auch, dass in den ersten Nächten deine Brust gegebenenfalls noch entleert werden muss, um einem Milchstau vorzubeugen. Eine alternative Überlegung wäre, das Kind in den ersten Nächten gemäß des Abstillplans nach 1001kindernacht® noch anzulegen, nur eben nicht mehr im Schlafzimmer, sondern in einem anderen Raum.
- Nun kannst du die Trinkmahlzeiten weiter reduzieren beziehungsweise in einem bestimmten Zeitraum ganz weglassen. Wie du dabei vorgehst, hängt vor allem von deinem Kind ab. Manche Kinder kommen besser damit zurecht, wenn die Milchmenge langsam reduziert oder die Milch verdünnt wird, und andere schmecken es heraus und finden das total doof. Dann macht es tatsächlich mehr Sinn, die Milch nicht weiter zu verdünnen, sondern in einem bestimmten Zeitraum einfach keine Milch mehr anzubieten. Grundsätzlich kannst du auch schauen, wie oft dein Kind noch erwacht, nachdem du eine neue Einschlafbrücke etabliert hast. Vielleicht bist du ja mit ein bis zwei Mahlzeiten in der Nacht einverstanden und brauchst keine weiteren Veränderungen.
- Durch die Reduktion der Mahlzeiten in der Nacht verändert sich oft auch das Ess- und Trinkverhalten am Tag. Womöglich hat dein Kind nun morgens mehr Hunger oder möchte tagsüber mehr stillen, um zusätzlich noch das Nähe- und Saugbedürfnis zu befriedigen. Es könnte auch eine Zeit lang anhänglicher wirken und mehr Nähe einfordern. Mach dich darauf also gefasst und sorge dafür, dass die Bedürfnisse deines Babys tagsüber gestillt werden.

Diese genannten Schritte lassen sich beliebig und flexibel gestalten, es kann Fortschritte und Rückschritte geben. Euer Tempo und eure Situation zu Hause entscheiden, wie schnell oder langsam ihr weitermacht. So kann es tatsächlich sein, dass ältere Kinder mithilfe kleiner Schritte und Kommunikation ohne großen Schmerz und Tränen von der Brust entwöhnt werden können. Die meisten Kinder werden aber an dem ein oder anderen Punkt Trost und entschlossene Unterstützung brauchen, um sich mit der neuen Situation zu arrangieren – und das ist auch vollkommen normal und in Ordnung so.

Sarah, elf Monate

Die Mutter der kleinen Sarah meldete sich bei mir, weil die Nächte seit Monaten sehr anstrengend für sie waren. Ihre Tochter wachte beinahe stündlich auf und war zwischendrin jede Nacht auch noch zwei Stunden wach. Beim Erwachen wollte das Baby gestillt werden. Wenn die Mutter stattdessen einen Schnuller anbot oder das Mädchen von der Brust lösen wollte, begann es zu weinen.

Im Schlaftagebuch (siehe S. 31) zeigte sich, dass das Baby auch tagsüber noch müde war und Schlaf nachholte. Es schlief oft in den Morgen hinein bis neun Uhr, machte ein Schläfchen am Vormittag (etwa 45 Minuten) und einen langen Mittagsschlaf von teilweise drei Stunden. Nachdem wir den Schlafbedarf ermittelt und eine für die Familie sinnvolle Tagesstruktur gefunden hatten, besprachen wir das Ein- und Weiterschlafen.

Die Mutter wünschte sich nachts abzustillen, weil sie tagsüber nun auch arbeiten musste und Erholung brauchte. Da das Baby noch recht jung war und nachts viel trank, planten wir ein langsames Vorgehen. Die Mama und das Baby versuchten, zunächst das Mittagsschläfchen ohne Stillen zu gestalten, was nach einigen Wochen gut klappte. Auch das Einschlafen am Abend hatte die Mama in dieser Zeit schon verändert, sodass nun ein Einschlafen im Liegen oder mit Tragen möglich war. Auch der Papa lernte, seine Tochter so ins Bett zu bringen.

Die Eltern entschieden sich, übergangsweise nachts Ersatznahrung anzubieten, was der Papa übernahm. Die Mama schlief im Gästezimmer und pumpte in den ersten Tagen nachts einmal ab. Das Mädchen meldete sich sehr selten für eine Flasche und manchmal zwischen Mitternacht und sechs Uhr gar nicht mehr, seitdem der Papa die Nächte übernommen hatte.

In den nächsten Wochen boten die Eltern dem Mädchen eine Pre-Milch an, wenn sie am Abend erwachte. In der Nacht verdünnten sie die Milch sukzessive beziehungsweise boten immer weniger an, bis sie die Flasche komplett wegließen. Das Mädchen war mittlerweile nun ein Jahr alt und konnte nachts ohne Milch weiterschlafen. Selbstverständlich erwachte sie nachts noch mehrmals, der Papa oder die Mama waren dann im Elternbett nah an ihr dran und konnten sie durch Rücken streicheln, Schnuller geben oder Hand halten schnell beruhigen, sodass alle fit und ausgeruht in den Tag starten konnten.

PRAXIS-TOOL:
5 Fragen vor dem nächtlichen Abstillen

Wenn du planst, nachts abzustillen oder die Mahlzeiten zu reduzieren, kann es hilfreich sein, wenn du dir im Vorfeld folgende Fragen beantwortest. Wenn du dir sicher bist, was du möchtest, warum du es möchtest und wie du es umsetzen kannst, wird auch dein Kind von deiner Sicherheit und Klarheit profitieren.

FRAGE 1: Finde dein Warum
Warum möchtest du dein Kind nachts weniger oder gar nicht mehr stillen beziehungsweise füttern?

FRAGE 2: Stelle die Bedürfnisse deines Kindes heraus
Was glaubst du, welche Bedürfnisse hat dein Kind nachts, wenn es sich zum Stillen oder Trinken meldet?

FRAGE 3: Finde alternative Wege, um die Bedürfnisse deines Kindes zu befriedigen
Welche anderen Möglichkeiten könnte es noch geben, diese Bedürfnisse zu erfüllen?

FRAGE 4: Plane ein alters- und entwicklungsgerechtes Vorgehen, das dem Entwicklungsstand deines Kindes entspricht
Welche der dir bekannten »Methoden« würden zu deiner Situation und dem Entwicklungsstand deines Kindes passen? Hast du vielleicht auch eigene Ideen, die Veränderung zu gestalten?

FRAGE 5: Begleite dein Kind liebevoll und fürsorglich durch den Veränderungsprozess
Wie wirst du dein Kind begleiten, wenn ihm die Veränderung schwerfällt und es viel weint? Nutze hierzu als Hilfe auch gern die WOOP-Methode, um für dich mehr Klarheit und Sicherheit zu gewinnen (siehe S. 124).

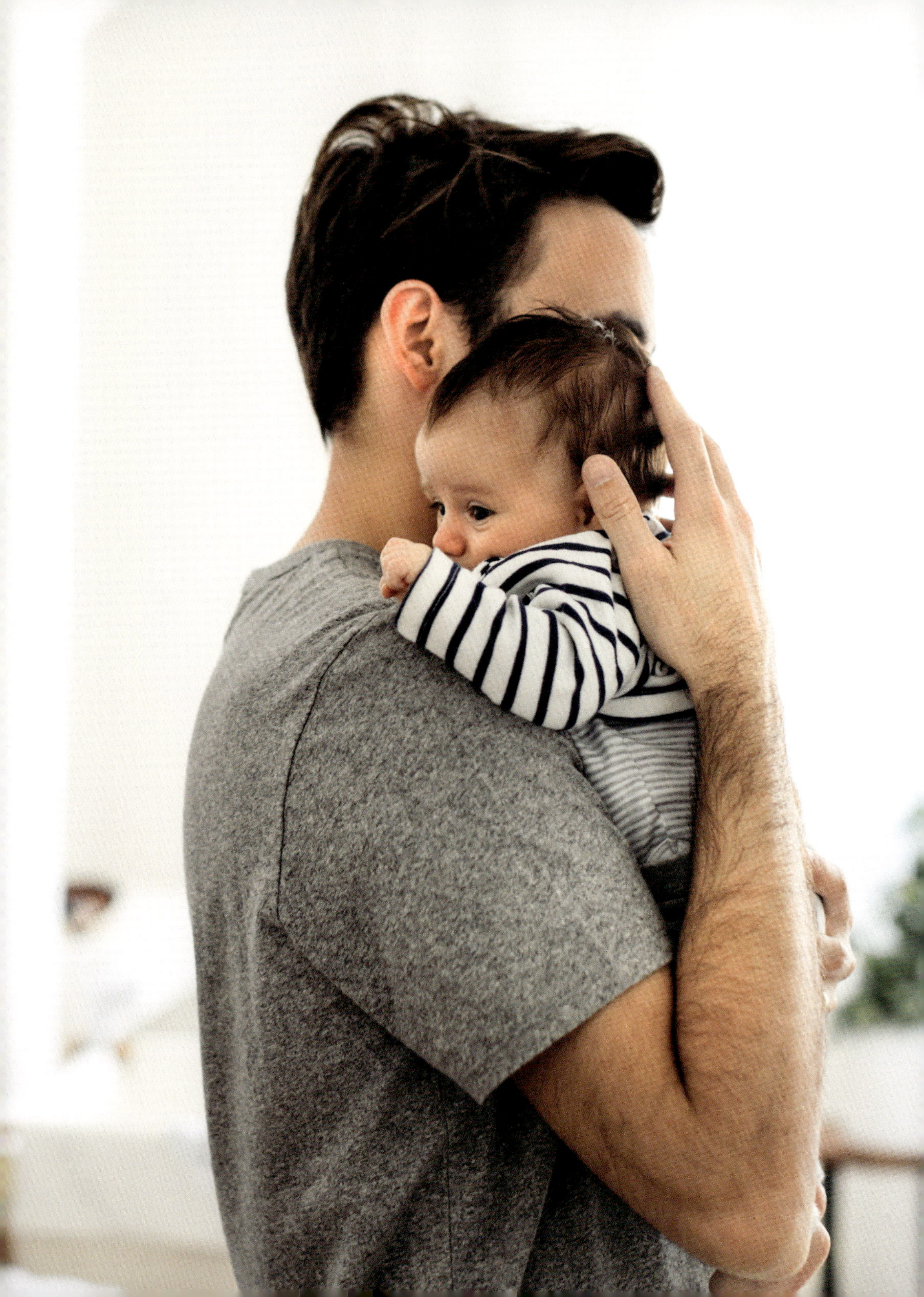

7

Medizinische Aspekte

MEHR HILFE

Manchmal helfen auch die besten Tipps, Tricks und Ratschläge nicht weiter. Wenn den durchwachten Nächten eine behandlungsbedürftige Erkrankung zugrunde liegt, brauchst du professionielle Hilfe. Aber keine Panik: Es gibt Unterstützung!

SCHLAFPROBLEM ODER SCHLAFSTÖRUNG?

Manchmal, da kannst du noch so viel recherchieren, lesen oder Tipps aus diesem Buch erproben, wird womöglich keine Besserung eintreten. Dann basieren eure Schwierigkeiten eventuell auf einer behandlungsbedürftigen Erkrankung – zum Beispiel einer Schlafstörung. Ich empfehle dir in diesen Fällen eine Abklärung durch den Kinderarzt. Das gilt vor allem dann, wenn du an deine Grenzen kommst, dich um das Schlafverhalten deines Kinds sorgst, ein komisches Bauchgefühl hast oder einfach Rat brauchst.

In diesem Rahmen kann auch besprochen werden, ob eine weitere diagnostische Abklärung, zum Beispiel eine Überweisung in ein sozialpädiatrisches Zentrum, eine Schreiambulanz oder zu einem Schlafmediziner, einer Schlafmedizinerin, sinnvoll ist. Führe für diesen Fall ruhig schon ein Schlaftagebuch (siehe S. 31), das du zu euren Arztterminen mitnehmen kannst.

Schlafstörungen

An dieser Stelle ist es mir wichtig, dich darüber zu informieren, dass der Begriff »Schlafstörung« gerade in den sozialen Medien häufiger falsch definiert und mit »Das Kind wacht nachts oft auf« übersetzt wird. Für sich genommen ist das regelmäßige Erwachen eines Babys und Kleinkinds keine behandlungsbedürftige Schlafstörung, sondern in einem gewissen Rahmen normales und entwicklungsgerechtes Verhalten (wie Babys und Kleinkinder schlafen, liest du ab S. 20.)

Die Verunsicherung, die mit dem Begriff »Schlafstörung« einhergeht, kann ich allerdings verstehen, denn es gibt drei verschiedene internationale Klassifikationssysteme, die Schlafstörungen unterteilen und beschreiben. Allein das ICSD-2 (International Classification of Sleep Disorders) beschreibt fast hundert Arten von Schlafstörungen, von denen sich rund die Hälfte auf die Kindheit beziehen.

Das große Spektrum an Schlafstörungen umfasst zum Beispiel schlafbezogene Atmungsstörungen oder Hypersomnien (erhöhte Schlafneigung) wie die Narkolepsie. Auch bekannt sind vielen Eltern Parasomnien, wie zum Beispiel Albträume, Schlafwandeln oder der Nachtschreck. Was im Alltag meistens gemeint ist, wenn es um Schlafstörungen bei Babys und Kleinkindern geht, sind die sogenannten Insomnien wie Ein- und Durchschlafstörungen. Weitere schlafbezogene Störungen können beispielsweise das Bettnässen oder rhythmische Bewegungen sein (vgl. Tabelle unten).

Nachtschreck

Der Nachtschreck gehört zu typischen Schlafstörungen, die im Vorschulalter auftreten können. Die genauen Ursachen für sein Auftreten

Beispiele für Schlafstörungen

	Baby	Kleinkind
Insomnie	Störungen im Schlaf-Wach-Rhythmus	Ein- und Durchschlafstörungen
	Exzessives Schreien	Inadäquate Schlafhygiene
Schlafbezogene Atmungsstörungen	Schlafapnoe in verschiedenen Formen	Schlafapnoe in verschiedenen Formen
Parasomnie		Schlafwandeln Pavor nocturnus Albträume Einnässen
Bewegungsstörungen	Rhythmische Bewegungen	Zähne knirschen Restless-Legs-Syndrom

sind bis heute nicht bekannt. Aufgrund der Häufung im Kleinkind- und Vorschulalter wird eine entwicklungsbedingte Übererregung im zentralen Nervensystem angenommen. In diesem Zusammenhang wird diskutiert, dass beispielsweise Müdigkeit, Stress, neue Medikamente, Erkrankungen und/oder aufregende Erlebnisse beziehungsweise emotionale Belastungen zu einem Auftreten der Nachtangst beitragen könnten. Wenn dein Kind bereits einen oder mehrere Nachtschrecke hatte, kannst du versuchen, besonderen Stress zu meiden, den Alltag etwas reizärmer zu gestalten und auf regelmäßigen und ausreichenden Schlaf zu achten. Wenn der Nachtschreck weiterhin regelmäßig vorkommt und/oder du dich sorgst, zögere nicht, dich mit eurem Kinderarzt, eurer Kinderärztin in Verbindung zu setzen.

Nachtschreck oder Albtraum?

Nachtschreck	Albtraum
Ende des Kleinkindalters, Vorschulalter, selten bei Babys.	Ab dem zweiten Lebensjahr.
Tritt im ersten Drittel der Nacht (des Kindes) im Non-REM-Schlaf (Tiefschlaf) auf.	Tritt in der zweiten Nachthälfte (des Kindes) im REM-Schlaf (Leichtschlaf) auf.
Dauert im Schnitt 10 Minuten an; das Kind schläft nach dem Nachtschreck wieder ein oder ist desorientiert.	Das Kind wacht durch den Albtraum auf und möchte Nähe zu seinen Bezugspersonen herstellen, getröstet werden; Orientierung gegeben; das Kind hat eventuell Angst, wieder einzuschlafen.
Das Kind schreit, ruft, spricht, tritt oder schlägt um sich; hohe Erregung und Angst beobachtbar.	Das Kind schreckt aus dem Traum auf, manchmal auch schreiend, oder es lässt sich leicht aufwecken.
Das Kind schlafwandelt eventuell.	–
Das Kind kann sich am nächsten Tag daran nicht mehr erinnern.	Das Kind kann sich am nächsten Tag oft noch an den Traum erinnern.

Nachtschreck oderAlbtraum?

Einen Albtraum kennen wir sicherlich alle – wir träumen etwas Unangenehmes und es fühlt sich mitunter ziemlich real an: Wir fallen aus einer großen Höhe, laufen vor etwas weg oder ekeln uns vor bestimmten Tieren ... Doch was ist ein Nachtschreck?

Der Nachtschreck, auch Pavor nocturnus genannt, zählt unter den Schlafstörungen zu den Parasomnien, tritt also genauso wie der Albtraum während des Schlafes auf. Die Kinder beginnen, aus dem Schlaf heraus plötzlich und teilweise sehr stark zu weinen und lassen sich weder ansprechen noch beruhigen und in der Regel auch nicht ohne Weiteres wecken. Der Nachtschreck kann nur einige wenige Minuten dauern, sich aber auch bis zu einer halben Stunde oder darüber hinaus hinziehen. Danach schlafen die Kinder in der Regel weiter und können sich am nächsten Morgen auch nicht mehr an den nächtlichen Vorfall erinnern.

Um einen Pavor nocturnus von einem Albtraum zu unterscheiden und dementsprechend auf dein Kind reagieren zu können, habe ich einige Merkmale der beiden Phänomene gegenübergestellt (siehe Abbildung links).

Was hilft bei Nachtschreck?

Wenn du den Eindruck hast, dass dein Kind einen Nachtschreck hat, kannst du es am ehesten – so banal es klingt – mit möglichst wenig Eingreifen deinerseits beruhigen.

Bleibe selbst so ruhig wie möglich und sprich leise mit deinem Kind, auch wenn es warscheinlich nicht darauf reagieren wird. Versuche nicht, dein Kind zu wecken oder es an Ort und Stelle festzuhalten. Sorge besser dafür, dass dein Kind sich nicht verletzen kann, und bringe es, wenn nötig, zurück zu seinem Schlafplatz. Bitte verzichte nach Möglichkeit darauf, dein Kind am nächsten Tag mit detaillierten Schilderungen des Vorfalls zu ängstigen oder es darüber auszufragen. Es wird sich mit hoher Warscheinlichkeit nicht mehr an die nächtliche Störung erinnern können. Falls dein Kind dich von sich aus danach fragt, kannst du ihm natürlich kindgerecht und altersentsprechend davon berichten und es beruhigen.

Frühkindliche Regulationsstörungen

Bezogen auf das Baby- und Kleinkindalter werden Ein- und Durchschlafstörungen (also Insomnien) zur Stellung einer ärztlichen Diagnose in der Regel im Rahmen von Regulationsstörungen der frühen Kindheit eingeordnet. Zu den frühkindlichen Regulationsstörungen zählen ganz unterschiedliche Verhaltensweisen, die sich phasenweise bei vielen Kindern beobachten lassen, aber besonderer Aufmerksamkeit bedürfen, wenn sie langfristig auftreten. An das Vorliegen einer Regulationsstörung ist zu denken, wenn ein Baby in den ersten drei Monaten exzessiv schreit, wenn Fütter- und Gedeihstörungen auftreten und das Kind schwer einschläft, nachts häufig erwacht und sich nur aufwendig und zeitweise gar nicht beruhigen lässt. Auffallend ist auch die anhaltende Unruhe der betroffenen Babys sowie bei anderen ein mangelnder Antrieb zum Spielen und Entdecken. Manche Kinder sind sozial ängstlich und leiden langfristig unter Trennungsängsten. Andere sind besonders trotzig und fallen durch provokativ-oppositionelles und aggressives Verhalten auf.

Die Abklärung erfolgt beim Kinderarzt

Diese Störungen werden von Kinderarzt, -ärztin oder -pschologin unter anderem anhand folgender Symptomtrias diagnostiziert:[36]

» Schwierigkeit(en) des Kindes in einem oder mehreren Bereichen der frühkindlichen Anpassungs- und Entwicklungsaufgaben oder Probleme der frühkindlichen Regulation.

» Überforderungssyndrom der Hauptbezugspersonen im Übergang zur Elternschaft oder im Umgang mit dem fordernden Säugling.

» Dysfunktionale Interaktionsmuster im direkten Umgang mit den Verhaltensauffälligkeiten des Kindes.

Schwierigkeiten mit dem Schlafen können im Prinzip bei allen Formen der Regulationsstörung vorkommen. Als Kernmerkmal treten sie allerdings im Rahmen des exzessiven Schreiens und – wie der Name bereits sagt – in der Ein- und Durchschlafstörung auf. In der Tabelle rechts kannst du mögliche Erscheinungsformen dieser beiden frühkindlichen Regulationsstörungen im Vergleich betrachten.

Exzessives Schreien und Ein- und Durchschlafstörungen im Überblick

	Exzessives Schreien	Ein- und Durchschlafstörung
Was ist das?	Episoden von Unruhe, Quengeln und unstillbares, anfallartiges Schreien.	Im Allgemeinen wird darunter verstanden, dass ein Kind ohne Hilfe der Eltern nicht einschlafen kann und/oder bei nächtlichem Zwischenerwachen die Hilfe der Eltern benötigt, um weiterzuschlafen.
Wann tritt es auf?	Beginn in der 2. Lebenswoche, Höhepunkt in der 6.–8. Woche und Abfall zum Ende des 3. Monats; manchmal hält das Schreien noch weitere Monate an.	Nachfolgende Kriterien wurden für Kinder ab dem 6. Lebensmonat definiert.
Mögliche Erscheinungsformen beim Kind	Motorische Unruhe; normale Beruhigungsstrategien helfen kaum; sehr wache und aufmerksame Babys; Babys können schwer abschalten, dadurch Schwierigkeiten beim Einschlafen; kurze Tagschläfchen, Übermüdung und Überreizung mit Schreigipfel in den Abendstunden (typischerweise ab 18 Uhr); Kinder mögen in vertikaler Position getragen werden und schlafen dementsprechend ungern in der Armbeuge oder im Bett liegend ein.	Einschlafen nur mithilfe der Eltern; Einschlafdauer im Durchschnitt mehr als 30 Minuten; durchschnittlich mehr als dreimaliges Erwachen pro Nacht in mindestens 4 Nächten einer Woche und Notwendigkeit elterlicher Hilfe, um weiterzuschlafen; nächtliche Wachphasen, die im Schnitt länger als 20 Minuten andauern; Verschiebung der Verteilung von Schlaf- und Wachphasen (spätes Einschlafen, frühes Erwachen, In-den-Tag-Schlafen); Beeinträchtigung der Wachbefindlichkeit am Tag.
Mögliche Erscheinungsformen bei Eltern sowie in der Eltern-Kind-Beziehung	Starke Erschöpfung, Überforderung, Hilflosigkeit, Verunsicherung aufgrund fehlender Reaktion auf Beruhigung; Eltern versuchen, das Quengeln und Weinen durch Wechsel von Reizen und Beruhigungsmethoden zu unterbrechen; oftmals Kampf um das Einschlafen; Gefühl, vom Kind abgelehnt zu werden; eigene Bedürfnisse und Paarbeziehung geraten in den Hintergrund.	Müdigkeit, Erschöpfung und Reizbarkeit aufgrund des eigenen Schlafdefizites; Eltern verwenden mehrere, teilweise aufwendige und ritualisierte Einschlafhilfen; Kinder haben seltener eigene Beruhigungsstrategien; bei Verwehren der Einschlafhilfe weinen die Kinder in der Regel stark; Eltern sind zunehmend abgeneigt, die aufwendigen Einschlafhilfen fortzusetzen; die Schlafsituation ist insgesamt angespannt und negativ besetzt.

Der Übergang ist fließend

Du merkst sicherlich, dass die Unterscheidung zwischen normalem Verhalten eines Babys beziehungsweise Kleinkinds, das eben nachts auch regelmäßig aufwachen kann oder mal länger zum Einschlafen braucht oder mal weint und die Hilfe der Eltern beim Verbinden von Schlafzyklen benötigt, hin zu einer Ein- und Durchschlafstörung sehr schwierig ist.

Es kommt bei der Diagnostik sicherlich auch auf den Experten, die Expertin und deren Sicht auf das kindliche Schlafverhalten an, ob ein Verhalten als normal oder als Störung angesehen wird. Manche würden auch heute noch das Co-Sleeping im Alter von zwei Jahren und damit verbunden das nächtliche Stillen als Störung bezeichnen, wohingegen es für viele andere als normal und natürlich gilt. Wichtiger als diese harten Kriterien sind, und da sind sich hoffentlich viele Experten und Expertinnen einig, auch die Betrachtung der Belastung beziehungsweise Überforderung von Eltern und/oder die Beeinträchtigung des Wohlbefindens des Kinds sowie der Familie insgesamt.

Im Klartext: Wenn du völlig am Ende bist, weil dein Kind abends ewig braucht, um einzuschlafen, nachts stündlich erwacht und morgens um fünf Uhr schon wieder frisch ist, kannst du jederzeit Hilfe in Anspruch nehmen. Genauso kannst du dies tun, wenn dein Kind »nur« dreimal jede Nacht erwacht, nicht wieder in den Schlaf findet und du erschöpft und ausgelaugt bist.

Zögere nicht, dir Hilfe zu holen, gleich welche Zahlen auf dem Papier stehen oder was andere dir sagen. Dein subjektives Erleben und Empfinden zählen!

Andererseits kann es sein, dass dein sechs Monate altes Baby nachts vier- oder fünfmal erwacht und du vollkommen okay damit bist, es kurz zu stillen. Vielleicht schlaft ihr zwei danach zügig weiter und du fühlst dich am Morgen erholt genug, um deinen Alltag zu meistern. Es wäre für dich nicht nötig, die Diagnose einer Schlafstörung zu erhalten und diese behandeln zu lassen, solange du mit eurer persönlichen Schlafsituation gut zurechtkommst.

So läuft es bei uns

Meine Tochter lernt gerade, zwei Wochen vor Abgabe dieses Buches, krabbeln, stehen und brabbeln in einem. Sie hat tagsüber gar keine Zeit zum Stillen und trinkt dann nachts manchmal auch drei- oder viermal. Manchmal weiß ich auch gar nicht, wie oft sie erwacht oder trinkt, weil ich sie im Halbschlaf beruhige und dann selbst weiterschlafe. Ich schaue weder auf die Uhr noch mache ich mir Gedanken oder Sorgen ob ihrer Entwicklung. Sie ist morgens ausgesprochen gut gelaunt und munter und tagsüber alles andere als müde.
Auf dem Papier könnte man daraus eine Durchschlafstörung machen, weil sie ohne meine Anwesenheit nicht ein- oder weiterschlafen kann und nachts häufig erwacht. Aber entscheidend ist hier, dass unser Wohlbefinden nicht beeinträchtigt ist und ich bisher keinen Leidensdruck habe, etwas zu ändern. Dies kann allerdings bei gleichen Ausgangsbedingungen bei DIR ganz anders sein.

Hilfe darf sein!

Wenn du nach dem Lesen dieses Abschnittes jedoch Fragen hast oder dir denkst, dass du allein nicht weiterkommst, zögere nicht, um Hilfe zu bitten und diese einzufordern. Schlafstörungen sind weder elterliches noch kindliches Versagen, sondern ein Zusammenspiel sehr vieler genetischer, psychischer und sozialer Faktoren.
Falls du dich tatsächlich in Behandlung begibst, kann es passieren, dass dir zum Beispiel im Rahmen der Ein- und Durchschlafstörung empfohlen wird, ein Schlaftraining beziehungsweise die Ferber-Methode anzuwenden. Dies wäre nicht weiter verwunderlich, da dies hierzulande weiterhin eine gängige und verbreitete verhaltenstherapeutische Methode ist, Ein- und Durchschlafstörungen in der frühen Kindheit zu behandeln. Im Grunde muss man sagen, dass Schlaftrainings ursprünglich eben für solche Fälle entwickelt wurden, bevor sie dann in den Mainstream gelangt sind. Zum Glück gehen heutzutage bereits viele Experten und Expertinnen auf die Zweifel und Bedenken

PRAXIS-TOOL
Habe einen Notfallplan

Wenn du an einen Punkt kommem solltest, an dem du merkst, dass gar nichts mehr geht, du einfach nicht mehr kannst und dein Kind dich gleichzeitig braucht oder gar untröstlich weint, kann es vorkommen, dass du wütend oder aggressiv wirst und Gedanken oder gar Impulse hast, deinem Kind Gewalt anzutun, das Weinen zu »ersticken« oder das Kind zu schütteln. Bitte tu das auf keinen Fall! Schütteln ist für dein Kind absolut lebensgefährlich, da es dabei zu einem Schütteltrauma und irreversiblen Verletzungen des Gehirns bis hin zum Tod kommen kann!

Wenn du eine solche Erregung in dir spürst, leg dein Kind, auch wenn es weint, ruhig, aber zügig an einen sicheren Ort, zum Beispiel ins Gitterbett, in den Laufstall oder zur Not auf den Fußboden, und sorge in den nächsten Minuten für dich selbst, indem du das Zimmer verlässt, an die frische Luft gehst oder dein Gesicht wäschst. Wenn du nicht in der Lage bist, dich zu beruhigen, hole unbedingt Hilfe, damit sich jemand um dich und dein Kind kümmern kann.

Eine Beratungsstelle oder Schreiambulanzen in deiner Nähe findest du im Netz beim NATIONALEN ZENTRUM FRÜHE HILFEN (NZFH) https://www.elternsein.info/suche-schreiambulanzen/ oder auch in Absprache mit eurem Kinderarzt, eurer Kinderärztin oder eurer Hebamme beziehungsweise anderen Experten.

Anonym und kostenfrei erreichst du bundesweit auch das Elterntelefon unter der Nummer 0800 – 111 0 550 (Stand August 2022). Des Weiteren steht ein kostenloser ELTERN-CHAT zur Verfügung, in dem Experten alle Fragen rund um Kindergesundheit und Erziehung beantworten und Eltern sich auch untereinander austauschen und stärken können. Schau dich bei Bedarf gern auf der Seite des NZFH um und such dir die für dich passenden Angebote heraus.

der Eltern hinsichtlich dieser Methode ein und empfehlen auch abgestufte beziehungsweise an die Wünsche der Eltern angepasste Vorgehensweisen – ähnlich meinem bedürfnis- und entwicklungsorientierten Ansatz in diesem Buch. Hier werden dann die Regulationsstrategien, die das Kind erlernen soll, zunächst tagsüber geübt und dann kleinschrittig in die Nacht übertragen – dieser Entwicklung blicke ich positiv entgegen.

Wenn ein Schlaftraining die bessere Lösung ist

Manchmal ist es tatsächlich so, dass ein kleinschrittiges und somit langsameres Vorgehen in Anbetracht der familiären Situation nicht passend oder möglich ist. In solchen Situation kann es angeraten sein, ein Schlaftraining durchzuführen.

An dieser Stelle bitte ich dich, Familien,
die ein Schlaftraining in Begleitung von Ärzten oder Therapeuten (!)
absolviert haben oder absolvieren,
nicht zu verurteilen oder zu beschämen,
sondern ihnen bestenfalls Alltagshilfe anzubieten.

Du kannst nicht wissen, weshalb oder wofür dieser Schritt nötig ist oder war, sicherlich ist es auch diesen Eltern nicht leichtgefallen diesen Schritt zu gehen, und sie hätten sich ihren Start mit ihrem Kind anders vorgestellt. Natürlich ist zum Beispiel die Ferber-Methode keine bedürfnisorientierte Lösung und gleichzeitig manchmal die bessere im Vergleich zu einem Schütteln oder Schlagen des Kindes, das mitunter zu seinem Tod führen kann.

MEIN RAT: Wenn du dich in der Situation befindest, dass du professionell zu einem Schlaftraining angeleitet wirst, an dem du zweifelst, sprich deine Sorgen unbedingt an. Überlege gemeinsam mit dem Experten, der Expertin, ob es Alternativen gibt. Eine empathische und professionelle Hilfe wird auf deine Bedenken eingehen! Falls nicht, gibt es sicher die Möglichkeit, sich eine zweite Meinung einzuholen.

IMPULSE FÜR SCHWIERIGE ZEITEN

Aus eigener Erfahrung weiß ich, dass es nicht immer möglich ist, die Schlafsituation jetzt sofort zum Positiven zu verändern. Manchmal hat man einfach keine Zeit und/oder Kraft, etwas zu lesen, zu üben oder zu verändern – oder es funktioniert einfach nicht so, wie man es sich vorgestellt hat. Daher möchte ich dir zum Abschluss noch ein paar Impulse mitgeben, die sich weniger konkret auf den Schlaf beziehen, sondern dir insgesamt ermöglichen, Kraft zu tanken und Ressourcen zu aktivieren.

Klare und überschaubare Tagesstruktur

Eine Tagesstruktur und Routine können dir und insbesondere deinen Kindern den Alltag erleichtern. Sie machen den Tag vorhersehbarer und ältere Kinder können mitbestimmen. Das führt in der Regel zu mehr Akzeptanz der einzelnen Tagespunkte, erleichtert den Kindern die Übergänge zwischen den Aktivitäten und spart dir viel Kraft für Planung und Diskussionen. Zur Visualisierung eignet sich zum Beispiel eine Tagesuhr. Du kannst eine solche Tagesuhr aus Pappe selbst basteln oder einfach kaufen. Gut eignen sich auch Magnettafeln, Kreidetafeln oder Whiteboards. Schreibe in die Tagesuhr insbesondere die Dinge, die sonst schwerfallen oder im Tagesablauf für Trubel sorgen.

Deine Schlafhygiene ist wichtig

Bei all der Beachtung des Baby- und Kleinkindschlafes – wie sieht es denn eigentlich mit deiner Schlafhygiene aus? Sorgst du gut für dich? In der Regel tun wir Erwachsene gerade das nicht, was wir unseren Kindern empfehlen – mit negativen Auswirkungen auf die Quantität und Qualität unseres Schlafs. Hier deshalb ein paar friendly reminder:

» Führe regelmäßige Bettgehzeiten ein.
» Gehe ab und an mal direkt mit deinem Kind ins Bett.

- » Nutze wenn möglich tagsüber die Schlafenszeit deines Kindes für Naps oder Ruheinseln.
- » Trinke in dieser Zeit keinen Kaffee und keine Cola.
- » Alkohol verschlechtert die Qualität deines Schlafes.
- » Auch dir kann ein kurzes Ritual vor dem Einschlafen helfen, wenn du es regelmäßig vor dem Einschlafen durchführst.
- » Unmittelbar vor dem Einschlafen solltest du nicht zu üppig essen.
- » Führe Bewegung an der frischen Luft in deinen Alltag ein, auch dies verbessert die Schlafqualität.
- » Verzichte im Bett auf die Nutzung digitaler Medien.
- » Rauche nicht im Schlafzimmer.

Reduziere mental load

Mit mental load sind all jene Dinge gemeint, die du zu tun hast **UND** die dir im Kopf herumschwirren. Kindererziehung, Betreuung, Haushalt, der Geburtstag von Lisa, Emma und Felix, Rechnungen, Mülltonnen rausstellen … die Liste ist nicht selten kilometerlang. Schreibe dir mal alles auf, was du zu tun hast und woran du denken musst. Das ist bereits ein erster Schritt, dein Gehirn zu entlasten. Im zweiten Schritt könntest du, bei Möglichkeit auch im Gespräch mit deinem Partner, deiner Partnerin, Aufgaben umverteilen, delegieren, outsourcen oder erst mal auf ein bestimmtes Datum vertagen. Bilde einen Familienstammtisch und verteile auch altersentsprechende Aufgaben an dein Kind, deine Kinder. Es reicht ja manchmal schon, wenn die Kleinen ihre eigenen Spielsachen wegräumen oder helfen, die Geschirrspülmaschine aufzuräumen.
Frage dich: **MUSS** ich das jetzt tun? – Muss **ICH** das jetzt tun? – Muss ich das **JETZT** tun?

Das Dorf ins Boot holen

Nach außen hin sieht meist alles so einfach und perfekt aus. Geht es dir manchmal so, wenn du andere Familien betrachtest? Nicht immer ist es für Nicht-Familienmitglieder ersichtlich, dass eigentlich Hilfe benötigt oder gewünscht wird. Wenn bei dir also die Hütte brennt, frage und bitte um Unterstützung. Das kann Kinderbetreuung sein, das kann aber auch Hilfe im Haushalt oder beim Einkaufen sein oder vielleicht auch einfach mal Gesellschaft. Mittlerweile gibt es Leih-Omas und Leih-Opas! Nutze auch andere Eltern und bitte sie, dein Kind mal mit aus der KiTa abzuholen und/oder zum Spielen mitzunehmen oder bildet Fahrgemeinschaften zu den Freizeitaktivitäten. Wenn du die Möglichkeit hast, biete deine Hilfe auch anderen Eltern an. Erkundige dich bei Bedarf bei eurer Versicherung, ob eine Mütterpflege oder Haushaltshilfe zur Verfügung gestellt werden kann.

Ressourcen aktivieren

Nimm dir etwas Zeit und überlege dir, wo du im Alltag Kraft tanken kannst. Was stärkt dich? Was sind deine Energiespender und was deine Energiekiller (das können in manchen Fällen auch Menschen sein)? Notiere dir diese. Nimm dir anschließend euren Tages- oder Wochenplan und schau, wie du mehr Energiespender in deinen Alltag einbauen kannst. Folgende Fragen können dir helfen, deine Ressourcen zu finden:

» Welche Eigenschaften magst du an dir?
» Was würden deine Freunde zu dieser Frage sagen?
» Was kannst du besonders gut?
» Welche Themen interessieren dich?
» Welche Aktivität bereitet dir Freude?
» Welche Menschen sind dir wichtig?
» Wer gibt dir ein gutes Gefühl?
» Welche spirituellen oder religiösen Gedanken und Handlungen können dir Kraft geben?
» Was gibt dir das Gefühl einer sinnvollen Tätigkeit?

Und zum Schluss: Übe Selbstmitgefühl. Überhöhte Anforderungen an dich selbst führen in der Regel zu vermehrtem Stress und Abwertungen dir selbst gegenüber, wenn etwas nicht so klappt, wie du es dir vorstellst. Sei freundlich zu dir selbst und handle (wenigstens hin und wieder mal) selbstfürsorglich, indem auch du auf deine Bedürfnisse achtest. Es fängt bei regelmäßigem Essen, Trinken und Schlafen an – aber sicherlich hast du auch noch andere Bedürfnisse. Welche sind es und wie kannst du mehr davon erfüllen?

DANKE

Danke an unsere wundervollen Kinder, von denen wir jeden Tag lernen dürfen, und danke an meinen Mann, der mich bei der verrückten Idee unterstützt hat, mit einem Kleinkind und einem neugeborenen Baby ein Buchprojekt umzusetzen. Ohne dich gäbe es dieses Buch nicht – danke! Danke auch von Herzen an unser »Dorf«: die Omas, Opas und Freunde, die auf unsere Kinder aufpassten, Rasen mähten oder für gute Laune sorgten. Zuletzt danke an Katharina Katz und Petra Bradatsch, die von Anfang an daran geglaubt haben, dass die Welt genau dieses Schlafbuch noch lesen sollte!

Danke auch an dich, dass du dir in deinem sicherlich schon vollen Alltag Zeit und Raum genommen hast, dieses Buch zu lesen. Wenn es dir gefallen hat, freue ich mich, wenn du anderen Eltern von diesem Buch und meiner Vision erzählst, entwicklungs- und bedürfnisorientierten Schlaf in alle Familien zu bringen.

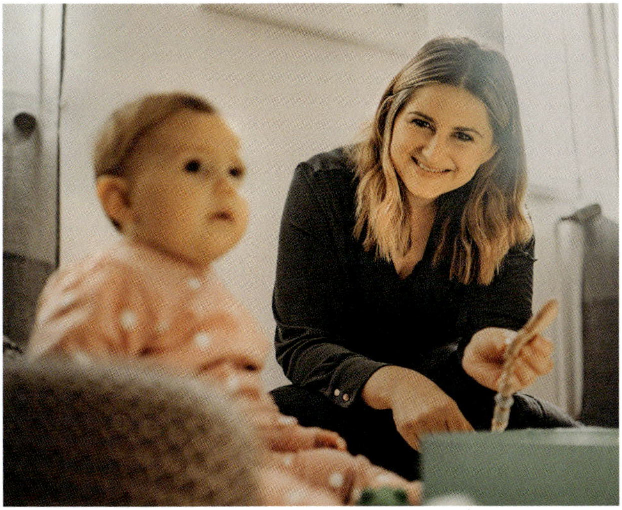

Endnotenverzeichnis

[1] Zitat aus Mierau, 2020, ohne Seitenangabe

[2] Zitat aus Renz-Polster & Imlau, 2019, S. 16

[3] Weitere Information zur MONDEY-Studie in Pauen, 2018

[4] Eine Übersicht verschiedener Studien zu finden bei Dotzauer, 2021; Prozentangaben übernommen aus: Schieche, 2004, zitiert nach Dotzauer, 2021, S. 68

[5] Zitat aus Dotzauer, 2021, S. 25

[6] Brown & Harries, 2015

[7] Vgl. Jenni et al., 2005; Largo, 2007

[8] Diskutiert wird der Zusammenhang Stillen und Durchschlafen u.a. bei Renz-Polster, 2022

[9] Zitat aus Lüpold, 2019, S. 34

[10] Bowlby, 2021

[11] Angelehnt an die Ausführungen von Becker-Stoll, Beckh & Berkic, 2018, S. 67

[12] Ebd. S. 32

[13] Winnicott, 1999

[14] Brisch, 2015

[15] Jenni et al., 2005

[16] Dewar, 2014, ohne Seitenangabe

[17] Zitat aus Sears, 2018, S. 33

[18] Lüpold, 2015

[19] Zahlen aus Sperhake, 2007, ohne Seitenangabe

[20] Deutsche Gesellschaft für Kinder- und Jugendmedizin e. V., 2022

[21] Zitat aus Europäisches Institut für Stillen und Laktation, 2021, ohne Seitenangabe

[22] Ball & Blair, 2021; Blair et al., 2020; 1001kindernacht®, 2019

[23] Die Begriffe »natürliche Erwartung« und »erlernte Assoziation« wurden übernommen aus Renz-Polster & Imlau, 2019, z. B. S. 91, S. 163

[24] Kast-Zahn & Morgenroth, 2013, S. 99

[25] Eine ausführliche und differenzierte Diskussion von Schlafrainings findet z.B. bei Renz-Polster, 2009-2022 statt.

[26] Weitere Infos zu WOOP unter: https://woopmylife.org/de/science

[27] Lüpold, 2019, S. 39

[28] Sina Fricke schreibt bei Instagram unter @flamingomutter

[29] Zitat aus Europäisches Institut für Stillen und Laktation, 2015, ohne Seitenangabe.

[30] Zitat aus McKenna & Gettler, 2016, S. 17

[31] Zitat aus Bundesinstitut für Risikobewertung, 2022, ohne Seitenangabe

[32] Renz-Polster, 2009–2022a, ohne Seitenangabe

[33] Pantley, 2019, S. 89–90

[34] Rupp, 2004

[35] Lüpold, 2019

[36] Übernommen aus Benz & Scholtes, 2015, S. 10

Quellenverzeichnis

Kapitel 1

Borg-Laufs, M. (2012). Die Befriedigung psychischer Grundbedürfnisse als Weg und Ziel der Kinder- und Jugendlichenpsychotherapie. Forum für Kinder- und Jugendpsychiatrie, Psychosomatik und Psychotherapie, 22(1), 6–21.

Mierau, S. (2020). Erziehung ist keine Frage des Labels, sondern des Gefühls. Abgerufen von: www.geborgen-wachsen.de/2020/08/03/erziehung-ist-keine-frage-des-labels-sondern-des-gefuehls [Letzter Zugriff: 13.12.2022].

Schär, M. & Steinebach, C. (2015). Überblick: Grundbedürfnisse bei Kindern, Jugendlichen und Familien. In M. Schär & C. Steinebach (Hrsg.), Resilienzfördernde Psychotherapie für Kinder und Jugendlichen, S. 16–42. Weinheim: Beltz.

Kapitel 2

Brown, A. & Harries, V. (2015). Infant sleep and night feeding patterns during later infancy: association with breastfeeding frequency, daytime complementary food intake, and infant weight. Breastfeeding medicine : the official journal of the Academy of Breastfeed-ing Medicine, 10(5), 246–252. https://doi.org/10.1089/bfm.2014.0153

Dotzauer, D. (2021). Babyschlaf (1. Aufl.). Frankfurt am Main: Mabuse.

Fricke-Oekermann, L., Frölich, J., Lehmkuhl, G. & Wiater, A. (2007). Leitfaden Kinder- und Jugendpsychotherapie, Band 8: Schlafstörungen. Göttingen: Hogrefe.

Handwerker, G. (2014). EEG im Schlaf. In: F. Staudt (Hrsg.). Kinder-EEG, S. 79. Stuttgart: Thieme.

Iglowstein, I., Jenni, O. G., Molinari, L. & Largo, R. H. (2003). Sleep duration from infancy to adolescence: reference values and generational trends. Pediatrics, 111(2), 302–307.
https://doi.org/10.1542/peds.111.2.302

Jenni, O. & Benz, C. (2007). Schlafstörungen. Pädiatrie up2date 2 (04), 309–333, doi: 10.1055/s-2007-966893

Jenni, O. G., Fuhrer, H. Z., Iglowstein, I., Molinari, L. & Largo, R. H. (2005). A longitudinal study of bed sharing and sleep problems among Swiss children in the first 10 years of life. Pediatrics, 115, 233–240. https://doi.org/10.1542/peds.2004-0815

Kast-Zahn, A. & Morgenroth, H. (2013). Jedes Kind kann schlafen lernen (9. Aufl.). München: Gräfe und Unzer.

Largo, R.H. (2017). Babyjahre (Neuausg.). München: Piper.

Lüpold, S. (2019). Ich will bei euch schlafen (Neuaufl.). Heidelberg: Herder.

Pauen, S. (2018). Vom Baby zum Kleinkind. Heidelberg: Springer.

Renz-Polster, H. (2022). Kinder verstehen. München: Kösel.

Renz-Polster, H. & Imlau, N. (2019). Schlaf gut, Baby (6. Aufl.)! München. Gräfe und Unzer.

Scholtes, K., Benz, M. & Demant, H. (2014). Schlafstörungen im Kindesalter. In: M. Cierpka (Hrsg.). Frühe Kindheit 0–3 (2. Auflage), S. 199–217. Heidelberg: Springer

Sears, W. (2018). Schlafen und Wachen (6. Aufl.). La Leche League.

Kapitel 3

Ball, H. & Blair, P.S (2021). Health Professionals' Guide to Caring for your Baby at Night. Online verfügbar unter: https://www.unicef.org.uk/babyfriendly/wp-content/uploads/sites/2/2018/08/Caring-for-your-baby-at-night-web.pdf
[Letzter Zugriff: 16.11.2022].

Becker-Stoll, F., Beckh, K. & Berkic, J. (2018). Bindung. Eine sichere Basis fürs Leben. München: Kösel.

Becker-Stoll, F, Niesel, R. & Wertfein, M. (2014). Handbuch Kinderkrippe. Heidelberg: Herder

Blair, P. S., Ball, H. L., McKenna, J. J., Feldman-Winter, L., Marinelli, K. A., Bartick, M. C. & Academy of Breastfeeding Medicine (2020). Bedsharing and Breastfeeding: The Academy of Breastfeeding Medicine Protocol #6, Revision 2019. In: Breastfeeding medicine: the official journal of the Academy of Breastfeeding Medicine, 15(1), 5–16. https://doi.org/10.1089/bfm.2019.29144.psb

Bowlby, J. (2021). Bindung als sichere Basis (5. Aufl.). München: Ernst Reinhardt Verlag.

Brisch, K. H. (2015). Bindung und Bildung: Die Bedeutung der kindlichen Bindungsentwicklung für den Lernprozess. Online verfügbar unter: https://www.bildung-stmk.gv.at/dam/jcr:8a48c88a-4d3d-4eac-8371-945e7a450bfc/Brisch%20Bindung.pdf. [Letzter Zugriff: 25.08.2022].

Deutsche Gesellschaft für Kinder- und Jugendmedizin e.V. (2022). Sicherer Schlaf für mein Baby. Online verfügbar unter: https://www.dgkj.de/eltern/dgkj-elterninformationen/elterninfo-sicherer-schlaf/ [Letzter Zugriff: 16.11.2022].

Dewar, G. (2014). Nighttime fears in children: A practical guide for the science-minded. Online verfügbar: http://parentingscience.com/nighttime-fears/ [Letzter Zugriff: 16.11.2022].

Europäisches Institut für Stillen und Laktation (2021). Sicherer Babyschlaf. Online verfügbar unter: https://www.stillen-institut.com/de/sicherer-babyschlaf.html [Letzter Zugriff: 16.11.2022].

Hautzinger, M., Eimecke, S. & Mattejat, F. (2017). Lern- und kognitionspsychologische Grundlagen. In: F. Mattejat (Hrsg.). Lehrbuch der Psychotherapie für die Ausbildung zum Kinder- und Jugendlichenpsychotherapeuten und für die ärztliche Weiterbildung. Band 4: Verhaltenstherapie mit Kindern, Jugendlichen und ihren Familien, S. 35–51. München: CIP-Medien.

Hédervári-Heller, E. (2014). Bindung und Bindungsstörungen. In: M. Cierpka (Hrsg.). Frühe Kindheit 0–3 (2. Auflage), S. 199-217. Heidelberg: Springer.

Iglowstein, I., Jenni, O. G., Molinari, L. & Largo, R. H. (2003). Sleep duration from infancy to adolescence: reference values and generational trends. Pediatrics, 111(2), 302–307. https://doi.org/10.1542/peds.111.2.302

Jenni, O. G., Fuhrer, H. Z., Iglowstein, I., Molinari, L. & Largo, R. H. (2005). A longitudi-nal study of bed sharing and sleep problems among Swiss children in the first 10 years of life. Pediatrics, 115, 233–240. https://doi.org/10.1542/peds.2004-0815

Kast-Zahn, A. & Morgenroth, H. (2013). Jedes Kind kann schlafen lernen (9. Aufl.). München: Gräfe und Unzer.

Keller, M. A. & Goldberg, W. A. (2004). Co-Sleeping: Help or Hindrance for Young Children's Independence? Infant and Child Development, 13(5), 369–388. https://doi.org/10.1002/icd.365

Largo, R. H. (2017). Babyjahre (Neuausg.). München: Piper.

Lüpold, S. (2015). Wie Kinder von Anfang an entspannt schlafen. Hebammenforum, 16, 742–745.

Lüpold, S. (Hrsg.) (2018). Kinder brauchen uns auch nachts. Warum Schlaftrainings nicht empfehlenswert sind. Herrenschwanden: Eigenverlag. Online verfügbar unter: www.1001kindernacht.ch. [Letzter Zugriff: 16.11.2022].

Lüpold, S. (2019). Ich will bei euch schlafen (Neuaufl.). Heilderberg: Herder.

Montagu, A. (2015). Körperkontakt. Die Bedeutung der Haut für die Entwicklung des Menschen. Stuttgart: Klett-Cotta.**Pauen, S.** (2015). Interdisziplinäre Perspektiven auf die frühe Kindheit im Wandel. Mars-lius Kolleg: Universität Heidelberg. Online verfügbar unter: https://www.marsilius-kolleg.uni-heidelberg.de/md/einrichtungen/mk/publikationen/mkjb15-16k15perspektiven.pdf [Letzter Zugriff: 16.11.2022]

Pauen, S. (2020). Was Babys denken. Eine Geschichte des ersten Lebensjahres. München: C.H. Beck.

Pauen, S. & Roos, J. (2020). Entwicklung in den ersten Lebensjahren (0–3 Jahre). München: Ernst Reinhardt Verlag.

Reeker-Lange, C, Aden, P. & Seyffert, S. (2021). Handbuch der Progressiven Muskelentspannung für Kinder. Stuttgart: Klett-Cotta.

Renz-Polster, H. (2009–2022). Sind Schlaftrainings unbedenklich. Online verfügbar unter: https://www.kinder-verstehen.de/schlagwort/sids/ [Letzter Zugriff: 16.11.2022].

Renz-Polster, H. (2009–2022). Schlafen in Krippe und Kita. Online verfügbar unter:

https://www.kinder-verstehen.de/mein-werk/artikel/schlafen-in-krippe-und-kita/ [Letzter Zugriff: 16.11.2022].

Renz-Polster, H. & Imlau, N. (2019). Schlaf gut, Baby (6. Aufl.)! München: Gräfe und Unzer.

Sears, William (2018). Schlafen und Wachen (6. Aufl.). La Leche League.

Shimizu, M. & Teti, D. M. (2018). Infant Sleeping Arrangements, Social Criticism, and Maternal Distress in the First Year. Infant and child development, 27(3), e2080. https://doi.org/10.1002/icd.2080

Sperhake, J. P. (2007). Gefährlicher Schlaf? Bei diesem Beitrag handelt es sich um die gekürzte und redaktionell überarbeitete Fassung eines Vortrags auf dem XI. Nationalen Hebammenkongress vom 14. bis 16. Mai 2007 in Leipzig. Online verfügbar unter: https://www.stillen-institut.com/media/SIDS-Gefaehrlicher-Schlaf-Sperhake.pdf [Letzter Zugriff: 16.11.2022].

Weigert, V. (2019). Stillen. Mankau Verlag GmbH.

Winnicott, Donald, W. (1999). Kind, Familie und Umwelt. München: Ernst Reinhardt Verlag.

1001kindernacht® (2019). Sicherheitsempfehlungen beim gemeinsamen Schlafen. Online verfügbar unter: https://1001kindernacht.ch/Willkommen/Wissenswertes/ [Letzter Zugriff: 16.11.2022].

Kapitel 4 und 5

Becker-Stoll, F., Beckh, K. & Berkic, J. (2018). Bindung. Eine sichere Basis fürs Leben (2. Aufl.). München: Kösel.

Jenni, O. & Benz, C. (2007). Schlafstörungen. Pädiatrie up2date 2 (04), 309–333, doi: 10.1055/s-2007-966893

Kast-Zahn, A. & Morgenroth, H. (2013). Jedes Kind kann schlafen lernen (9. Aufl.). München: Gräfe und Unzer.

Link, F. (2015) Regulationshilfen im Krippenalltag – wie pädagogische Fachkräfte Kleinstkinder in ihrer Regulationsfähigkeit unterstützen können. Verfügbar unter: https://www.kita-fachte xte.de/fileadmin/Redaktion/Publikationen/KiTaFTLinkRegulationshilfen2015.pdf. [Letzter Zugriff: 28.08.2022].

Lüpold, S. (2019). Ich will bei euch schlafen (Neuaufl.). Heilderberg: Herder.

Oettingen, G. & Gollwitzer, P. M. (2010). Strategies of setting and implementing goals. In: J. E. Maddux & J. P. Tangney (Hrsg.), Socialpsychological foundations of clinical psychology (S.114–135). New York: The Guilford Press.**Renz-Polster, H.** (2009-2022). Sind Schlaftrainings unbedenklich. Online verfügbar unter: https://www.kinder-verstehen.de/schlagwort/sids/ [Letzter Zugriff: 16.11.2022].

Renz-Polster, H. & Imlau, N. (2019). Schlaf gut, Baby! (6. Aufl.). München. Gräfe und Unzer

Scholtes, K., Benz, M. & Demant, H. (2014). Schlafstörungen im Kindesalter. In: M. Cierpka (Hrsg.). Frühe Kindheit 0–3 (2. Auflage), S. 199–217. Heidelberg: Springer.

Weitere Infos zu WOOP unter: https://woopmylife.org/de/science

Kapitel 6

Ball, H. & Blair, P. S. (2021). Health Professionals' Guide to Caring for your Baby at Night. Online verfügbar unter: https://www.unicef.org.uk/babyfriendly/wp-content/uploads/sites/2/2018/08/Caring-for-your-baby-at-night-web.pdf [Letzter Zugriff: 16.11.2022].

Blair, P. S., Heron, J. & Fleming, P. J. (2010). Relationship between bed sharing and breast-feeding: longitudinal, population-based analysis. Pediatrics, 126(5), e1119–e1126. https://doi.org/10.1542/peds.2010-1277.

Bundesinstitut für Risikobewertung (BfR) (2022). Empfehlungen zur Stilldauer – Einführung von Beikost. Online verfügbar unter: https://www.bfr.bund.de/de/empfehlungenzurstilldauereinfuehrungvonbeikost-54044.html [Letzter Zugriff: 16.11.2022].

Europäisches Institut für Stillen und Laktation (2015). »Breastsleeping« als neue Norm: ein Paradigmenwechsel. Online verfügbar unter: http://www.stillen-institut.com/media/Aktueller-Stand-Babyschlaf-2015.pdf [Letzter Zugriff 16.11.2022].

Europäisches Institut für Stillen und Laktation (2022). Begleitung von Eltern, die ihr Kind mit der Flasche füttern. Online verfügbar unter: https://www.stillen-institut.com/de/begleitung-von-eltern-die-ihr-kind-mit-der-flasche-fuettern.html [Letzter Zugriff 16.11.2022].

Lüpold, S. (2014). Einschlafen an der Brust – schlechte Gewohnheit oder sinnvolle Erfindung der Natur? Die Hebamme, 27, 40–43.

Lüpold, S. (2019). Ich will bei euch schlafen (Neuaufl.). Heilderberg: Herder.

McKenna, J. J. & Gettler, L. T. (2016). There is no such thing as infant sleep, there is no such thing as breastfeeding, there is only breastsleeping. Acta paediatrica, 105(1), 17–21. https://doi.org/10.1111/apa.13161

McKenna, J. J., Mosko, S. S. & Richard, C. A. (1997). Bedsharing promotes breastfeeding. Pediatrics, 100, 214–219. https://doi.org/10.1542/peds.100.2.21

Moberg, K. U. & Eriksson, M. (1996). Breastfeeding: physiological, endocrine and behavioural adaptations caused by oxytocin and local neurogenic activity in the nipple and mammary gland. Acta paediatrica, 85(5), 525–530. https://doi: 10.1111/j.1651-2227.1996.tb14078.x

Nindl, G. (undatiert). Ein Baby zu stillen und Muttersein muss lebenskompatibel sein. Online verfügbar unter: https://www.stillen-institut.com/media/Oesterr. Hebammenzeitschr.-GabrieleNindl-2018.pdf [Letzter Zugriff 16.11.2022].

Pantley. E. (2019). Schlafen statt Schreien (3. Aufl.). Stuttgart: TRIAS.

Renz-Polster, H. (2009-2022a). Schlafprobleme aus Sicht der Evolution. Online verfügbar unter: https://www.kinder-verstehen.de/wp-content/uploads/schlafprobleme-aus-sicht-der-evolution.pdf [Letzter Zugriff 16.11.2022].

Renz-Polster, H. (2009-2022b). Langzeitstillen: Wo ist das Problem? Online verfügbar unter: https://www.kinder-verstehen.de/mein-werk/artikel/langzeitstillen-wo-ist-das-problem/ [Letzter Zugriff 16.11.2022].

Renz-Polster, H. & Imlau, N. (2019). Schlaf gut, Baby (6. Aufl.)! München: Gräfe und Unzer.

Richard, C., Mosko, S., McKenna, J. & Drummond, S. (1996). Sleeping position, orientation, and proximity in bedsharing infants and mothers. Sleep, 19(9), 685–690. https://doi.org/10.1093/sleep/19.9.685

Rupp, C. (2004). Besser schlafen im Familienbett – Das sanfte Schlafprogramm nach Dr. Jay Gordon. Online verfügbar unter: https://rabeneltern.org/rubrik-wissenswertes/wissenswertes-ueber-das-schlafen/ [Letzter Zugriff 16.11.2022].

Ventura, A. K. & Pollack Golen, R. (2015). A pilot study comparing opaque, weighted bottles with conventional, clear bottles for infant feeding. Appetite, 85, 178–184. https://doi.org/10.1016/j.appet.2014.11.028

Weigert, V. (2019). Stillen. Mankau Verlag GmbH.

Kapitel 7

Benz, M. & Scholtes, K. (2015). Von der normalen Entwicklung zur Entwicklungskrise und zur Regulationsstörung. In: M. Cierpka (Hrsg.). Regulationsstörungen, S.1–14. Berlin, Heidelberg: Springer-Verlag.

Jenni, O. & Benz, C. (2007). Schlafstörungen. Pädiatrie up2date 2 (04), 309-333, DOI: 10.1055/s-2007-966893

Largo, R. H. (2017). Babyjahre (Neuausg.). München: Piper.

Schieche, M., Rupprecht, C. & Papousek, M. (2015). Schlafstörungen: Aktuelle Ergebnisse und klinische Erfahrungen In: M. Papousek, M. Schieche & H. Wurmser (Hrsg.). Regulationsstörungen der frühen Kindheit, S.145–170. Bern: Hans Huber Verlag.

Scholtens, K., Hortense, D. & Benz, M. (2015). Schlafstörungen in der frühen Kindheit. In: M. Cierpka (Hrsg.). Regulationsstörungen, S.57–74. Berlin, Heidelberg: Springer-Verlag.

Abbildungsverzeichnis

S. 23 – Hypnogramm angelehnt an **Handwerker, G.** (2014). EEG im Schlaf. In: F. Staudt (Hrsg). Kinder-EEG (1. Aufl.), S. 79. Stuttgart: Thieme.

S. 26 – Abbildung angelehnt an **Jenni, O. & Benz, C.** (2007, S. 313). Schlafstörungen. Pädiatrie up2date 2 (04), 309-333, DOI: 10.1055/s-2007-966893

S. 31 – Schlaftagebuch angelehnt an **Fricke-Oekermann, L., Frölich, J., Lehmkuhl, G. & Wiater, A.** (2007, S.108). Leitfaden Kinder- und Jugendpsychotherapie, Band 8: Schlafstörungen (1. Aufl.). Göttingen: Hogrefe.

S. 32 – Grafik angelehnt an Zahlen aus **Iglowstein, I., Jenni, O. G., Molinari, L. & Largo, R. H.** (2003). Sleep duration from infancy to adolescence: reference values and generational trends. Pediatrics, 111(2), 302–307. https://doi.org/10.1542/peds.111.2.302

S. 37 – Abbildung angelehnt an **Dotzauer, D.** (2021, S.26–29). Babyschlaf (1. Aufl.). Frankfurt am Main: Mabuse.

S. 51 – Abbildung angelehnt an **Brisch, K. H.** (2015). Bindung und Bildung: Die Bedeutung der kindlichen Bindungsentwicklung für den Lernprozess. Online verfügbar unter: https://www.bildung-stmk.gv.at/dam/jcr:8a48c88a-4d3d-4eac-8371-945e7a450bfc/Brisch%20Bindung.pdf. [Letzter Zugriff: 25.08.2022].

S. 58 – Abbildung angelehnt an Sears, W. (2018, S.53). Schlafen und Wachen (6. Aufl.). La Leche League.

S. 187 – Tabelle angelehnt an **Fricke-Oekermann, L., Frölich, J., Lehmkuhl, G. & Wiater, A.** (2007). Leitfaden Kinder- und Jugendpsychotherapie, Band 8: Schlafstörungen. Göttingen: Hogrefe; **Jenni, O. & Benz, C.** (2007). Entwicklung. Pädiatrie up2date 2 (04), 309–333, DOI: 10.1055/s-2007-966893

S. 191 – Inhalte der Tabelle angelehnt an **Deutsche Gesellschaft für Kinder- und Jugendpsychiatrie und Psychotherapie** (Hrsg.) (2017). Leitlinien zur Diagnostik und Therapie von psychischen Störungen im Säuglings-, Kindes- und Jugendalter. 3. Auflage. Deutscher Ärzteverlag Köln, zitiert nach **Scholtes, K., Demant, H. & Benz, M.** (2015). Schlafstörungen in der frühen Kindheit. In M. Cierpka (Hrsg.). Regulationsstörungen (1. Aufl.), S. 57–74. Berlin: Springer-Verlag; Die hier zitierten Leitlinien werden derzeit aktualisiert und überarbeitet und sind dementsprechend online nicht verfügbar; **Thiel-Bonney, C. & Cierpka, M.** (2015). Exzessives Schreien des Säuglings. In: M. Cierpka (Hrsg.). Regulationsstörungen (1. Aufl.), S.29–52. Berlin: Springer-Verlag; **Papousek, M., Schieche, M. & Wurmser, H.** (Hrsg.) (2015). Regulationsstörungen der frühen Kindheit. Bern:Verlag Hans Huber.

Literatur, die weiterhilft

Becker-Stoll, F., Beckh, K. & Berkic, J. (2018). Bindung. Eine sichere Basis fürs Leben. München: Kösel

Dannhauer, K. & Gaca, A. C. (2021). Baby.leicht. Weinheim: Beltz.

Dotzauer, D. (2021). Babyschlaf. Frankfurt am Main: Mabuse.

Grimm, N. (2021). Hätte, müsste, sollte. Bedürfnisorientierung im Familienalltag wirklich leben. München: Kösel.

Imlau, N. (2018). So viel Freude, so viel Wut. München: Kösel.

Juul, J. (2008). Nein aus Liebe. Klare Eltern- starke Kinder. München: Kösel.

Katz, K. M. (2021). Zwischen Laptop und Legosteinen. München: Knesebeck.

Largo, R.H. (2017). Baby Jahre. München: Piper.

Lüpold, S. (2019). Ich will bei euch Schlafen. Heidelberg: Herder.

Renz-Polster, H. (2022). Kinder verstehen. München: Kösel.

Renz-Polster, H. & Imlau, N. (2019). Schlaf gut, Baby! München. Gräfe und Unzer

Schmidt, N. (2019). Erziehen ohne Schimpfen. München: Gräfe und Unzer.

Schmidt, N. & Althoff, K. (2021). Vater werden. München: Gräfe und Unzer.

Theunert, M. (2022). Mein sensibles kleines Wunder. München: Gräfe und Unzer.

Internetseiten, die weiterhelfen

Rund um Entwicklung, Erziehung und Schlaf – Blog von Herbert Renz-Polster
www.kinder-verstehen.de

Rund um Stillen, Schlafen und SIDS – Europäisches Institut für Stillen und Laktation
www.stillen-institut.com

Elternsein und gewaltfreie Erziehung – Rabeneltern
www.rabeneltern.org

Rund um die Familie – Blog von Susanne Mierau
www.geborgen-wachsen.de

Homepage der Autorin, Anfrage für Beratungen:
www.kipsy-katharina.de

Podcasts, die weiterhelfen

Rund ums Familienleben –
ELTERNgespräch
Das gewünschteste Wunschkind

Schwangerschaft, Geburt und Babyzeit –
Hebammensalon
Die friedliche Geburt

Gesundheit –
Der.Kids.Doc
Der Kinderleibundseele Podcast

Register

LIEBE LESERINNEN UND LESER,

wir wollen Ihnen mit diesem Buch Informationen und Anregungen geben, um Ihnen das Leben zu erleichtern oder Sie zu inspirieren, Neues auszuprobieren. Wir achten bei der Erstellung unserer Bücher auf Aktualität und stellen höchste Ansprüche an Inhalt und Gestaltung. Alle Anleitungen und Rezepte werden von unseren Autoren, jeweils Experten auf ihren Gebieten, gewissenhaft erstellt und von unseren Redakteur*innen mit größter Sorgfalt ausgewählt und geprüft.

Haben wir Ihre Erwartungen erfüllt? Sind Sie mit diesem Buch und seinen Inhalten zufrieden? Wir freuen uns auf Ihre Rückmeldung. Und wir freuen uns, wenn Sie diesen Titel weiterempfehlen, in Ihrem Freundeskreis oder bei Ihrem Online-Kauf.

Sollten wir Ihre Erwartungen so gar nicht erfüllt haben, tauschen wir Ihnen Ihr Buch jederzeit gegen ein gleichwertiges zum gleichen oder ähnlichen Thema um.

KONTAKT ZUM LESERSERVICE

GRÄFE UND UNZER VERLAG
Grillparzerstraße 12
81675 München
www.gu.de

Impressum

GU ist eine eingetragene Marke der GRÄFE UND UNZER VERLAG GmbH, www.gu.de

ISBN 978-3-8338-8612-6
2. Auflage 2023

Projektleitung: Petra Bradatsch
Lektorat: Margarethe Brunner
Bildredaktion: Nele Schneidewind
Umschlaggestaltung und Layout: ki 36 Editorial Design, München, Bettina Stickel
Herstellung: Petra Roth
Satz: griesbeckdesign, Dorothee Griesbeck
Reproduktion: Medienprinzen GmbH, München
Druck und Bindung: Florjancic tisk d.o.o., Maribor

GRÄFE UND UNZER

Ein Unternehmen der
GANSKE VERLAGSGRUPPE

Umwelthinweis:
Nachhaltigkeit ist uns sehr wichtig. Der Rohstoff Papier ist in der Buchproduktion hierfür von entscheidender Bedeutung. Daher ist dieses Buch auf PEFC-zertifiziertem Papier gedruckt. PEFC garantiert, dass ökologische, soziale und ökonomische Aspekte in der Verarbeitungskette unabhängig überwacht werden und lückenlos nachvollziehbar sind.

Bildnachweis:
Cover: Getty Images;
Illustrationen Nina Tiefenbach: S. 58;
Innenteil:
Istock: S. 21, 26; Stocksy: S. 6, 18, 44, 72, 116, 156, 159, 184 und U4;
U4: Sergej Willer

Syndication: seasons.agency

Wichtiger Hinweis
Die Gedanken, Methoden und Anregungen in diesem Buch stellen die Meinung bzw. Erfahrung der Verfasserin dar. Sie wurden von der Autorin nach bestem Wissen erstellt und mit größtmöglicher Sorgfalt geprüft. Sie bieten jedoch keinen Ersatz für persönlichen kompetenten medizinischen Rat. Jede Leserin, jeder Leser ist für das eigene Tun und Lassen auch weiterhin selbst verantwortlich. Weder Autorin noch Verlag können für eventuelle Nachteile oder Schäden, die aus den im Buch gegebenen praktischen Hinweisen resultieren, eine Haftung übernehmen.